从心做起

登上心健康快车

主　　编／洪昭光

特约主编／李楚源

中国盲文出版社

图书在版编目（CIP）数据

从心做起：登上心健康快车：大字版 / 洪昭光主编. —
北京：中国盲文出版社，2015.11
ISBN 978－7－5002－6487－3

Ⅰ. ①从… Ⅱ. ①洪… Ⅲ. ①心脏血管疾病—防治
Ⅳ. ①R54

中国版本图书馆 CIP 数据核字（2015）第 266625 号

从心做起：登上心健康快车（大字版）

主　　　编：洪昭光
特约主编：李楚源
出版发行：中国盲文出版社
社　　　址：北京市西城区太平街甲 6 号
邮政编码：100050
印　　　刷：北京汇林印务有限公司
经　　　销：新华书店
开　　　本：787×1092　1/16
字　　　数：250 千字
印　　　张：19.25
版　　　次：2015 年 11 月第 1 版　2017 年 3 月第 2 次印刷
书　　　号：ISBN 978－7－5002－6487－3/R・953
定　　　价：30.00 元
销售服务热线：（010）83190297　83190289　83190292

序　不要引爆心性猝死的"定时炸弹"
洪昭光

1985 年 6 月 12 日，华罗庚教授在日本讲学时因心脏病突发猝死在讲台上。

2001 年 9 月 2 日，执刀全球第一例心脏移植手术的南非籍外科手术医生克里斯蒂安·巴纳德因心脏病发作猝死，心脏移植先驱终归死于心脏病，更引起世人唏嘘不已。

2001 年 12 月 12 日，提出"健商"概念的国际知名健康教育专家加拿大籍医学家谢华真教授因急性心梗猝死在途中。

2004 年 4 月 8 日，爱立信（中国）总裁杨迈在健身房跑步机上跑步时猝死，享年 54 岁。

2004 年 4 月 19 日，美国麦当劳公司董事长兼首席执行官吉姆·坎塔卢波在上午参加会议时，因心脏病突发去世，享年 60 岁。

2007 年 6 月 23 日，著名相声表演艺术家侯耀文因心脏病突发猝死在家中，享年 59 岁。

2008 年 10 月 18 日，一代电影大师谢晋在浙江上虞出席母校建校 100 周年时因重回故里，心情激动，在凌晨突发心肌梗死逝世。

生老病死本如花开花落，是自然现象，但这是指无病无痛，无疾而终的自然凋亡。而中年猝死①则如晴天霹雳，无论对亲人或对社会都是最大的打击。调查表明：在人生43种"生活事件"中，中年丧偶位居榜首，得100分（表示最严重），远超过坐牢（63分），而如果是猝死，得分还要再增加，真可谓肝肠寸断，绝非一般人所能承受。这样就可以理解，为什么猝死的研究受到古今中外学者的普遍关注，直至今天，仍是各国重要的公共卫生难题。

早在2400年前，《黄帝内经》已有"真心痛……朝发夕死"的记载。考古学发现，长沙马王堆2100年前的西汉女尸经解剖，冠状动脉左前降支有95%狭窄，胃内有138颗半甜瓜子，据推断，可能是该贵妇人一次饱餐后突发心性猝死。而现代医学上，第一例有明确病历记载和尸体解剖的心性猝死是英国外科医生亨特，他性情暴躁，在一次医院内学术讨论中，因激烈争吵而当场倒地死亡。

————————

① 迄今为止，国内外尚无统一标准，不同学者所定范围从瞬间即刻死亡直至24小时都有。著名国际大型心血管病研究"莫尼卡"方案为了国际统一则定义为：1小时内死亡、6小时内死亡和24小时内死亡等三种，而不统称为猝死，以免标准混乱。由于许多疾病如心、脑、血管、胰腺炎，还有剧烈运动等都可以造成猝死，这里主要指的是由非外伤性、意外发生的心性死亡，重点为1小时和6小时内死亡的。

炸弹不会眷顾健康的心脏

心性猝死虽然是飞来横祸，但它却不发生在健康心脏上，不眷顾正常人，应该说虽然是突然发生，却不是无缘无故，而是在有一定内外病理因素上的"爆发"过程。应当说，这是一个人人不同，极为复杂、极为精细的，有些迄今尚未清楚的过程。可以形象地想象为在身体里埋下的一颗定时炸弹，突然爆炸的过程。"定时炸弹"即基本病理因素，加"引爆操作"即诱发因素共同造成，两者必须兼备，缺一不可。

"定时炸弹"是什么呢？它就是冠状动脉内的粥样硬化斑块及其所造成的心肌不同程度的缺血状态。斑块大小不同，位置不同，形态不同，数量不同，而最主要的是稳定性不同，有的表面包膜极薄，斑块内脂质又多，在血流冲击或血管痉挛时很容易破裂，有的很厚，从不破裂。大斑块使血管狭窄超过 70％以上固可引起心肌缺血，但这需要数以年计，或几十年计的缓慢过程，而再小的斑块一旦破裂①，只要数分钟，即可由血栓形成造成冠状动脉严重或全部堵塞，形成急性冠脉综合征、急性心肌梗死或猝

———————————

①　斑块破裂是急性心肌梗死的主要原因，但临床上常见的 30 秒内的瞬间立即死亡则是由于心电紊乱造成的心室纤颤（占 90％）或心脏停搏（占 10％）所造成，其原因是突然的精神心理或体力运动负担造成心肌的严重缺血诱发心电紊乱，心律失常。

死。这可解释为什么有些几十年的老冠心病人还健在生活，不发生急性心梗，而一些年轻病人反倒很快发生急性心梗或猝死，有的甚至生前毫无症状，而一旦突然发病，就是猝死。

这里要特别说明的是，冠状动脉粥样斑块、冠心病和冠心病猝死虽是同一性质的病变，但却是程度差异很大的三个阶段。据大宗病理解剖报告，几乎从儿童就可见到主动脉内膜有脂肪沉积，男性30岁以上斑块发展明显加快增多，40岁左右已接近60%，60岁以上约80%左右都有不同程度动脉粥样硬化斑块，但人体有强大的代偿稳定机能，这些并不等于冠心病。临床上，冠心病要根据多项参数综合诊断或冠状动脉造影有至少一支主干狭窄超过50%以上方可诊断，因此就少得多。而真正发生急性心肌梗死、不稳定心绞痛等心血管事件的在人群中每年仅有50/10万～200/10万人，也就是每500～2000人中每年才有1人发生，当然不同地区、不同年龄段发病率不同。而以猝死出现的就只占其中的13%～30%左右，就更少了，而猝死病人大多数都是有明确"引爆"因素的，其中以过度疲劳，情绪激动，精神压力，酗酒，饱餐，剧烈运动，寒冷，豪饮冰冷饮料等为主。大量流行病学的调查研究已充分证明了基本病理病变即"定时炸弹"固然重要，而更重要的是诱发因素，即"引爆"更是起关键作用，所幸，这两者都是可以预防的。

少造炸弹　要交五大朋友

如果没有炸弹，当然安全。但在军火库，有很多炸弹，而管理严格，却不会爆炸，也同样安全。如果只有一枚炸弹，但不小心着火，也会立即引发大爆炸。这就解释了为什么在冠心病低发人群或青少年中猝死少，因为他们的动脉硬化斑块少，即炸弹少；而在 70 岁以上的老年人，虽然他们动脉硬化斑块很多，即炸弹多，但猝死也少，为什么呢？因为他们会保养自己，即军火库管理严格，爆炸也少；而中年人，动脉已有一定数量的斑块，由于工作紧张、压力大，烟酒过度，不重保养，结果一个个爆炸，成为猝死高发人群。

因此，猝死的预防一是要从小预防，减少动脉粥样硬化的发生，少造炸弹；二是要防治动脉硬化，服用一些诸如复方丹参片、脑心清等药物，逐渐"拆除炸弹"；第三要善于养生，严防炸弹引爆，最好是双管齐下。从小预防能有多大效果呢？北欧的"千湖之国"芬兰的北加里略地区，由于居民传统膳食中有大量的胆固醇和动物脂肪，冠心病病死率在全球位居第一位，小学生中竟有 1/3 因此而失去父母，后经政府带头重视，大力开展预防。20 年后，冠心病病死率直线下降一半多，被世界卫生组织誉为"北加里略的曙光"。这充分说明健康的"第一杀手"——冠心病，是完全可以控制的。而在发展中国家包括中国，由于预防不到位，冠心病发病率节节上升，发病年龄不断年轻化，形成鲜明的对照。

冠心病的形成有四大凶手和五大朋友。悄悄的凶手——高血压，无声的凶手——高血脂，微笑的凶手——吸烟，甜蜜的凶手——糖尿病。这4个凶手心狠手辣，个个都能独立致病，但外表却很低调，不引起痛苦的症状，病人常不自觉，直至猝死。4个凶手每个都能使冠心病发病率增加1倍，如果联手，则相乘。比如高血压使冠心病发病率达原来的2倍，加上高血脂即达原来的2×2即4倍，加上吸烟为8倍，如果还有糖尿病，则达16倍之多。因此对心血管健康务必全面预防保健，才有收效。

冠心病还有5个朋友，就是合理膳食、适量运动、戒烟限酒、心理平衡、必要药物。这5个朋友一联手，能使发病率减少50％～75％之多。由于冠心病是一种起源于少年，植根在青年，发展在中年，发病在老年的慢性疾病，因此，每个人都要多交朋友，远离凶手，而且要从小做起，从小事做起，从小地方做起。

健康第一　预防六大诱因

世上没有无缘无故的爱，也没有无缘无故的恨，同样，世上也没有无缘无故的猝死。猝死通常都是在冠状动脉粥样硬化等原有心脏病的基础上由一些诱因促发而成，是瓜熟蒂落的结果。

猝死形式分两大类，一是突然心肌缺血造成心律紊乱，多数为心室纤颤，少数为心脏停搏，其结局都是一样——瞬间死亡；二是由斑块破裂造成急性心肌梗死，1小时内或6小时内死亡。

临床上，约75％的猝死都有一定诱因，约1/3的猝死在发病前2天内有胸痛、胸闷、憋气、心慌、极度疲劳等症状，及早发现、及早就诊或休息可以部分预防其发生。

诱因有许多，常见的有下面6种：

（1）持续过度紧张疲劳

动物实验已证明，在幼猴身上，精神压力、睡眠不足可导致动脉硬化、急性心肌梗死、心力衰竭，猝死。某医科大学一位副教授在连续3天的办公室和实验室工作后，疲惫至极，站起来时，一阵头晕，倒地死亡。近一段时间，连续高温，酷暑难耐，已发生多起司机因过度疲劳，猝死在方向盘上。因此，日常工作不宜提倡废寝忘食，带病工作，而应一张一弛，文武有道。

（2）大喜大悲，大惊大恐

这是造成各种心理失常、早搏的最常见诱因，有的发生在当时，有的在几小时或一两天后。一位中年男性，某日有领导找谈话要其交代问题，当晚尽管月明星稀，但他一夜辗转未眠，次日上午工作时，突然心脏骤停。这就是因为恐慌而造成的心理反应，极度恐慌，心跳加速直至猝死。

（3）酗酒与饱餐

这两者都能造成心跳加快、血压升高、心肌耗氧增多，诱发心律失常。一位房地产老总，因上级参观，兴奋之余，酒量倍增，连饮白酒至深夜两点，天亮时心肌梗死，失去生命。酒精能诱发动脉硬化斑块破裂，是非常危险的因素。

（4）过量运动

过量运动可伤害身体，诱发猝死，而且立竿见影，还不如不运动。一位老人，用力搬书时，一憋气，心跳骤停，成了植物人。一位干部，平时打网球没有任何不适，一次进行比赛，奋力拼搏，突发严重心绞痛，及时抢救后转危为安。因此适量运动助人，过量运动伤人，运动应因人而异，动静相宜。谨记"三不"：不攀比，不争强，不过量。

（5）豪饮冷饮

酷暑天，豪饮冰饮料也是近年心梗常见诱因，因食道在心脏后面，胃在心脏下面，心脏表面受寒冷刺激可诱发冠脉痉挛。一位29岁青年，下班途中在一小店豪饮冰啤1

升，半小时后急性下壁心肌梗死。

（6）谨防两个"死亡三联症"

一是"冬天、凌晨、扫雪"，二是"饱餐、酗酒、激动"。这 6 个因素都是猝死诱因，一旦联合在一起，则危险性大大增加。这也就是为什么各国每年猝死最多的日子大多是在冬天下雪后的第二天上午，另外，饱餐、酗酒与激动更是常见的猝死诱因组合。

所以，大多数情况下，猝死是可以避免的，因为，健康是争取出来的，建设出来的，培养出来的，保卫出来的，从根本上说，健康的生活方式与健康心态是百岁健康人生的钥匙，而钥匙就在你手中。

目 录

第三章 每天"10分钟"运动健身心

第六章　关注生活细节

第七章　四季养心术

第八章　病人也要心中有数

附录　心脏骤停急救手册 ⋯⋯⋯⋯⋯⋯⋯⋯ 281

结语　健康没有捷径，只要多用一点心 ⋯⋯⋯ 289

第一章

了解我们的心和脑

　　了解了心脏和大脑的结构，就可以发现，心脏和大脑是人体需要血液供应的最大的两个器官，也是对于人体最重要的两个器官。如同汽车需要汽油来提供能量一样，我们的心与脑，时时刻刻都需要新鲜的血液来提供能量。

心

我们的心脏是一个强壮有力的肌性器官，它的性格积极向上，像本人的拳头大小，正好位于胸部正中的左侧。由两个泵一样的左心与右心构成，这两个相互协调、通力合作的泵，连续不断地将血液送往全身，把氧气和营养物质通过血液循环运送到全身的器官和组织，同时也携带走全身各个器官代谢后产生的有害的废物。

左右两心由一个强壮的肌性壁（肌间隔）分开，同时又分为四个腔室，上面两个称为心房，下面两个厚壁的称为心室。心房和心室之间有四个心瓣膜，别看它们十（2）分小巧，但是它们的存在却是大自然进化了千万年的杰作，它们共同作用，保证了血液在心腔内以单一方向运动，为血液循环提供了最佳保证。

左侧的泵（左心房和左心室）是将来自肺部含有氧气的红色血液（动脉血）输送到身体各部位。右侧的泵（右心房和右心室）是将由全身汇集而来的含有二氧化碳的黑色血液（静脉血）送到肺里，以便再生新鲜的动脉血。身体组织使用过的血液回流进入右心，再被泵出到肺。流经肺的血管网称肺循环，它能使血液携带新鲜的富氧血回流到左心，再泵至全身组织，还于全身组织的血液通路称为体循环。在静息状态下，流经肺和全身组织的一次完整循环约需 1 分钟，心脏需泵出 5～7 升的血液。

心脏本身的血液供应

别看我们的心脏重量只有 300 克，不到人体重量的 0.5%，但它每跳动一次都要搏出 70 毫升血液，每分钟可以搏出近 5000 毫升的血液，每天就是 700 万毫升，即约 7 吨的血，相当于心脏自身重量的 2 万余倍。

心脏在一刻不停地为身体输送着血液，所以，它需要消耗大量的氧，这些氧来自相当丰富的血液供应，在人体所有器官中，只有脑所需要的血液供应量比心脏多。但是心腔内的血液不能直接渗入心肌细胞，所以心脏的肌肉细胞需要有一套独立的血管网来为它输送血液，这就是冠状动脉系统。

心动周期

心脏搏动与人的主观意志无关，不管你是在思考问题还是在走路看书，它都以每分钟 60～90 次的节律跳动着。决定这一节律的是一种特殊的心肌组织——窦房结，它位于上腔静脉与右心房的分界线，是整个心脏的马达。每隔一定时间，窦房结就会产生一种电冲动性兴奋，刺激心房而使左右心房收缩，然后，通过各种复杂的反应传到位于心房与心室之间的房室结，并由此传到分隔左右心室的室中隔，进而波及左右心室，使整个心室受波动而引起收缩。三个间隔明显的时相构成了按时有序的心脏搏动，第一阶段为舒张和血液充盈期，之后为收缩和挤压期。说起来让人感觉复杂，但实际上这个复杂的心动周期平均仅为0.8秒。当你在剧烈运动或是感到紧张的时候，你会觉得心跳加速，这是因为心动周期正迅速缩短。

（1）舒张期

心动周期的第一阶段，缺氧血进入右心房，富氧血进入左心房，其后，血液流入心室。此阶段末，心室约被充盈至80％的容量。

（2）心房收缩期

窦房结传来的兴奋启动心动周期的下一阶段，即心房收缩期。此期将心房内的残余血挤入心室。

（3）心室收缩期

心动周期的第三阶段，即心室收缩期。心室出口处的瓣膜开放，血液被挤入肺动脉和主动脉，此阶段末，舒张期又重新开始。

脑

我们的大脑，重量不超过1.4千克，但却有着超过120亿个神经元和500亿个为神经元通路提供支持的胶质细胞，它和脊髓一起，构成了人体的总指挥部，控制和调节着大多数的自主运动，如跑步、游泳等。更重要的是，这个仅仅1.4千克左右的软组织器官，却是人类感知外部世界、思考、学习和创造等各种智力活动的主要场所。

脑是漂浮的，它漂浮在颅内的液体——脑脊液中，脑脊液是一种透明的液体，由脑室产生，每天更新 4～5 次。它含有蛋白质、葡萄糖，为脑组织活动提供能量，并且还含有适量的淋巴细胞，能够有效地抗感染，脑脊液充满在脑和脊髓周围，保护并为大脑和脊髓提供营养。

脑的表面

脑的最大部分是大脑（也叫端脑），其最明显的特征是表面有显著的折叠，而每个人脑的表面折叠形式又是不一样的。脑表面的浅凹称沟，深凹称裂。裂和一些大的沟所围成的特异功能区叫叶，脑表面突起的部分叫回。

大脑的内部

大脑位于脑的中心，是整个脑的信息中转站。大脑周围的一组结构被称为边缘系统，不要小看这个边缘系统，它决定着我们的生存行为和情感，如愤怒和害怕等，甚至还有爱情。与边缘系统紧密相邻的是下丘脑，它全面控制着自主神经支配的身体活动。

灰质和白质

脑的灰质是由多群神经元胞体组成的，白质主要是由神经元胞体发出的有髓轴突或神经纤维组成。绝缘性的髓鞘由脂肪组成，起着增加神经冲动传导的作用。

纵行联系

投射纤维束是由有髓纤维组成的，在脊髓、脑干与大脑皮质之间传导冲动。这些神经束经过一个被称为内囊的交通环节，是一个致密纤维带和胼胝体的交叉。

丘脑和脑干

丘脑是神经系统的另一个中转站。它将来自脊髓、脑干的感觉神经信号进行分类、分析、引导，并传到大脑皮质以及特定脑区。脑干中有数个生命调节中枢，如心跳、呼吸、血压、消化和某些反射活动如吞咽和呕吐等。

脑脊液和颅骨保护着大脑

大脑如此重要，所以大自然才为它制造了重重保护，首先是坚硬的颅骨，当收到意外撞击或者在硬物打击下，颅骨可能会骨折，而引起严重的脑外伤，这时颅内的脑脊液还能够吸收和分散一部分外界的机械力，从而保护大脑。

脑的供血

虽然大脑只占身体重量的 2％，但是却需要身体 20％的血液来维持它的日常功能，氧和葡萄糖由血液输送而来，若没有这些必要物质，脑的功能马上就会丧失，出现眩晕、意识紊乱和失去知觉。缺氧 6～8 分钟，就可以引起脑损害以及死亡。

脑血管疾病

脑血管疾病指任何影响脑血供的疾病。脑卒中是最严重的脑血管疾病，大约 1/3 的病人因此而死亡，1/3 的病人因脑卒中而留有残疾。另一种常见的脑血管疾病是偏头痛，但它不会造成永久的功能丧失。

血管

复杂的循环系统使血液能行使许多不同的功能。血液的主要功能是为身体各组织、器官和细胞运输氧气、营养物质和细胞排出的代谢废物，调节全身的水、温度和酸碱平衡，它含有的血小板细胞和白蛋白还能防止由于损伤引起的失血并且有抵御感染的功能。

血液的运输

如果没有氧，人体内的所有细胞将很快死亡。来自肺的富氧血经过身体的各条动脉逐渐进入到较细的微动脉血管内，这些血管通过毛细血管网再连接到静脉系统。

静脉的结构

通过静脉回流到心内的缺氧血处于低压状态，它的流动有赖于一系列单向防止血液返流的静脉瓣膜。

血凝块

当人在失血的时候，血液中所含有的血小板会引发一系列复杂的化学反应，从而导致纤维（蛋白）束的形成，这些条束形成网架，网罗红细胞形成凝血块，堵住血管的裂口而产生凝血作用。

毛细血管网

动脉和静脉的两个循环通路是由毛细血管相连而组成的，这些极小的血管相互连接构成血管网，它的密度随着器官和组织的供血需要而变化，比如：心脏有一个致密的毛细血管网，而皮肤处的血管网则相对简单，血液在毛细血管网内比在动脉内流得缓慢得多，这样，细胞所需要的氧和营养物质就能充分交换。

交换场所

毛细血管的管壁非常薄，上面有很多细小的孔隙，因此带有营养物质和氧气的液体能流出进入组织细胞，同时如二氧化碳等代谢废物也可回流入血管。

细胞生成

氧红细胞的寿命或周期仅为 80～120 天，在我们身体内，每秒钟就有 200 万个红细胞死亡，同时由体内红骨髓以同等效率产生新的红细胞，这个过程称为红细胞生成。它保证了人体所必需的氧能持续和充足的供应，对我们全身细胞的生存和正常工作起着至关重要的作用。

肾脏的作用

在血液循环中，肾脏起着非常重要的调节作用，如果流经肾脏的血液只能携带很少量的氧，肾脏不能获得足够的氧，就会激活一种红细胞生成素，使血液中红细胞数量增加。

血红蛋白和氧

红细胞内的血红蛋白由含铁血红素和呈带状蛋白链的珠蛋白组成。氧从微小的肺泡囊处进入红细胞，和铁结合成氧血红蛋白，并且通过这种方式运输到全身，然后在毛细血管处释放氧进入周围的组织液中，身体内缺氧的各种细胞摄取这种生命元素，并利用它产生能量。

正常血液

正常的血液呈红色，是因为红细胞的血红蛋白分子含有能接受氧的色素，当它和氧结合时就呈现出鲜红色；贫血时，红细胞数量减少，由于缺乏血红蛋白，红细胞呈苍白色，血液颜色也会变淡，含氧也会较正常的血液少。

心和循环

心通过坚韧、富有弹性的动脉管道泵出血液。肺循环的血管起自心的右侧，它把血液运输到肺，在这里补充新鲜的氧；主动脉从心发出主干动脉，并由多条分支构成体循环，携带氧至全身组织。动脉血通过毛细血管网灌注全身的组织和细胞变成静脉血，再通过静脉网回流到心脏，这个有点像精密灌溉系统的血管网络，总长度约150000千米。血液通过静脉回流到心的速率和搏出到动脉的速率相等，平均完成一次全身的血液循环大约需要1分钟。

门静脉系统

门静脉系统是两种不同组织之间的血管连接。从胃、脾、小肠和胰来的血液汇入许多小静脉，由小静脉汇合形成门静脉。门静脉将胃肠道的血液运输至肝，在肝内吸收、贮存血液中的营养物质，同时去除毒素、毒物和废物。去毒的血液进入下腔静脉回流到心，并到肺进行有氧交换，再分布至全身。

中医对心和脑的认识

中医上的"心"是身体中的"君王"

在心的认识上，中医和西医最大的区别就是：中医认为心除了主血脉之外，尚有主"神"的功能。生活当中也有很多这样的说法，包括用"开心"形容喜悦，用"伤心"形容悲伤，用"关心"表示爱护，用"知心"表示朋友交往至深。《尔雅》中也说"谋，心也"，把思考归结为心的功能。

中医认为，"神主气"，而"气"正是人体的免疫力和推动血液流动的动力。人为什么在恐惧、悲伤、抑郁的时候容易得病呢？就是因为"气"乱影响到免疫的缘故。心气还是推动血液运行的动力，如果因为抑郁、悲伤等心气运行迟缓，血液就会停滞造成瘀血，相反，如果因惊慌、暴怒导致心气运行突然加剧，就会造成心肌梗死、脑出血等。因此，中医养生最讲究"心平气和"，心平才能气和，气和免疫才能平衡，身体才能健康。

心与脑的联系

中医上讲，心主神，其实把脑已经归到"心"的大系统里了，也就是说，脑的功能是心功能的一部分，比如思考、记忆、精神、心理活动尽管由脑来执行，但受到"心"的影响。

在中国科技会堂召开的"2004 年北京国际科教电影电视展评研讨会"上，由新西兰自然历史公司选送的作品《移植记忆》引起了人们的关注："当医学发展到新的前沿领域，越来越多的人接受挽救生命的心脏移植手术。但是，在接受新的心脏的同时，越来越多的证据表明他们接受了捐献者的喜好、憎恶、记忆、情感特征等。"中医泰斗邓铁涛先生同样也认为捐献者的心脏移植可以影响到接受者，这难道不是心与脑密切联系的佐证吗。

心与脑联系的另一方面就是心为脑提供了血液，而血液中不但包含了营养成分和氧气，而且还包括了大量的激素、传递各种信息的神经物质，比如心钠素由心脏分泌，但在大脑和中枢神经系统中也有大量分布。

心脑同病

了解了心脏和大脑的结构，就可以发现，心脏和大脑是人体需要血液供应的最大的两个器官，也是对于人体最重要的两个器官。如同汽车需要汽油来提供能量一样，我们的心与脑，时时刻刻都需要新鲜的血液来提供能量。

我们的血管就是输送这些能量的载体，前面也提到心脑血管疾病的病理基础是动脉硬化，患上动脉硬化的血管好比"水管上黏了很多油腻的东西，造成水管堵塞或水流不畅"。

血管和我们城市中的道路也很像，血脂高，血流就会缓慢，就如同道路中车辆较多造成车辆行驶缓慢一样，而且我们会发现一些拖拉机也跑到了城市里的道路上，还会发现有好多违规的车辆停在路边，造成道路的狭窄，而这些违规的车辆就好比是我们血管内的胆固醇和甘油三酯在血管壁上沉淀，造成血管狭窄及硬化，这样的话就很容易造成血管堵塞。车堵在哪里，就会造成哪一块的交通受影响，同样，哪一段血管堵了，哪个区域就会受到影响，哪一段堵车，哪一块区域的功能就会减弱或丧失。心脑血管疾病就是由于血管变的狭窄导致心脑供血不足。

如果堵在心脏血管的某个部位或是脑血管的某个部位，那么问题就相当严重了，因为心脑恰恰是最需要血液的地方，也就是说这两个器官有着丰富的血管支持系统，这样，发生"堵车"的机会也就更大，一个地方发生了交通事故，还会连带影响另一个地方。堵在心脏，血液不能正常流动，交通会进一步堵塞或者停滞；堵在大脑，等于堵住了司令部，后果更是不堪设想。

解决心脑血管的问题就如同解决城市的交通问题一样，拓宽道路（血管），减少路上卡车车辆（血脂）。所以，为了预防堵车的发生，我们必须改善交通状况，扩建道路或者请一些负责任的交通协管员，把一些停在路边的违规车辆清除出去，把一些不应该进城市的车，如拖拉机给清除出去。扩张血管，尤其是人体末端血管以及脑血管，可以缓解心脑血管疾病患者的症状，就犹如拓宽了道路，不堵车了，症状就消失了，交通压力下来了，血压也就下来了。

心脑血管病——人类健康的第一杀手

所谓心脑血管疾病，其实是一个大类疾病的总称。但提起心脑血管疾病，我们最常意义上是指冠心病，脑卒中和高血压。

据最新数字统计，全球每年约有 2000 万人死于心脑血管疾病。成千上百万人因心脑血管疾病而致残。在我国，现有高血压病人 1.6 亿，而且，患病率还在逐年上升；有脑血栓病人 1000 万，其中 75％以上的人不同程度地丧失了劳动力和生活自理能力。我国因心脑血管病而死亡的人数每年约有 360 万人，而且还在以每年 6 万人的数目递增。可以毫不夸张地说，心脑血管疾病是人类健康的第一杀手。

心脑血管疾病的基本病因是动脉粥样硬化，而引起心脑血管疾病最直接的原因是高血脂症。当血脂（主要指胆固醇和甘油三酯）超过正常值时，就称为高脂血症，它在不知不觉之中，缓慢地侵蚀我们全身的组织和器官，并由此引起一系列心、脑、肾的损害。

它的发展步骤是这样的：高脂血症→血管硬化→血压增高→心脑供血不足→心脑血管意外（即脑卒中或冠心病）。冠心病、脑卒中、高血压、老年痴呆、糖尿病等老年性心血管疾病都可能合并高脂血症。因此，预防高脂血症和动脉硬化应该是保护心脑健康特别需要关注的焦点。

很多人得了高脂血症自己没有什么症状，也没有不舒服的感觉，因而采取无所谓的态度，忽视了降血脂，在日常生活中也不注意科学饮食和适当运动，任由高血脂状况恶性发展，不加控制，这样，血管负担日复一日加重，形成的损害往往是不可逆的。血脂越高、形成时间越长，造成血管内壁沉积物就越多，就像水壶里的水垢一样慢慢地、一层一层地沉积在血管内壁上，一般二十岁左右的年轻人就已经开始形成这种沉积物，甚至有10％的儿童从10岁就开始了，这种沉积物在医学上被称为粥样硬化斑块。一般人在成年后，由于这种沉积使动脉血管平均每年狭窄1％～2％，十几年或几十年后，由于粥样硬化斑块长期积存的作用，阻隔了血管对营养物质的吸收，血管营养状况每况愈下，使血管慢慢变硬、变脆、变窄，失去弹性，而且，这种不良作用还能引起高血压病或加重高血压的程度。当血管截面积的 50％ 被挤占后，心脑血管供血不足的症状就十分明显了，这时，头晕、头痛、憋气的感觉就会时有发生。当血管的截面积被堵住 90％ 以上，就可以认为这条血管被完全堵塞，如果治疗不及时就会发生猝死、脑卒中等严重后果。

治疗动脉硬化的原理主要有以下几种方法：①把粥样斑块从血管壁上剥离，药物中有效成分渗入管壁，激活管壁肌体营养细胞正常的新陈代谢，恢复血管的正常功能；②药物中原儿茶酚酸促进血管平滑肌柔韧，降低血流阻力；③药物中有效成分清理血液中的脂类物质，消除动脉粥样硬化复发的可能性。

最常见的心脑血管疾病有哪些

冠状动脉性心脏病（冠心病）

冠状动脉性心脏病，简称冠心病，是指因狭窄性冠状动脉疾病而引起的心肌缺氧（供血不足）所造成的缺血性心脏病。冠心病绝大多数由冠状动脉粥样硬化引起。

1. 引起冠心病的原因是什么

（1）动脉粥样硬化

冠心病通常是由冠状动脉粥样硬化引起的冠状动脉狭

窄所导致的，动脉粥样硬化是指由于动脉壁内的脂质沉淀导致血管壁硬化变脆的疾病。动脉粥样硬化始于血液中过量脂肪和胆固醇的聚积。这些物质渗入有细微损伤的动脉内壁，逐渐沉积的过程称为动脉粥样化。

根据斑块引起管腔狭窄的程度可将其分为 4 级：Ⅰ级，管腔狭窄在 25％ 以下；Ⅱ级，狭窄在 26％～50％；Ⅲ级，狭窄在 51％～75％；Ⅳ级，管腔狭窄在 76％ 以上。

（2）斑块的形成

动脉粥样化的沉积逐渐形成团块样物质，称为动脉粥样硬化斑块。斑块内核为脂肪，顶部被纤维帽覆盖，斑块使动脉壁增厚，并使管腔变窄，阻碍了血液流动，如果血液涡流使斑块表面变得粗糙，血小板和血细胞就可能在此聚集，产生血凝块，最终可能会完全阻塞动脉。

（3）粥样硬化的部位

动脉粥样硬化可以发生于冠状动脉主干或者小分支的任何部位，但是斑块常发生在受压点，如动脉分支的接合处。

（4）动脉狭窄

动脉粥样硬化后，只能通过少量的血液。

（5）冠状动脉痉挛

冠状动脉痉挛可引起心绞痛和心肌梗死。

2. 什么是心绞痛

心绞痛最常见的临床综合征，是由于心肌耗氧量和供氧量暂时失去平衡而引起。心绞痛既可因心肌耗氧量暂时性增加超出了已狭窄的冠状动脉供氧能力而发生（劳力型心绞痛），亦可因冠状动脉痉挛导致心肌供氧不足而引起（自发型心绞痛）。

劳累引发的胸痛是一个危险的信号，表明心肌在负荷增加时供血不足，典型的心绞痛发作是一种胸骨后的较窄或压缩性疼痛，有时可放射至颈部、颌部然后向下到达上臂部。疼痛常在休息时迅速缓解，如果一个人在受凉感冒、情绪激动或者饱餐之后，有轻度的劳累便可诱发心绞痛发作。

运动可以促使血液以更快的速度进入冠状动脉粥样硬化引起的血管狭窄，阻碍了心脏肌肉获得充足的血液供应心脏缺血区。

心脏血液供应不足的时候，心脏不能获取它所需要的氧和葡萄糖，因此它试图通过其他的化学途径产生能量，但是由于供血不足，不能将生成的代谢废物充分地运走，结果引起疼痛。

药物治疗。治疗心绞痛的药物通过扩张冠状动脉，以增加血流量，这些药物也能降低血压、减慢心跳速度，从而减轻心脏肌肉的负担。硝酸盐类药，β 受体阻滞剂和钙通道阻滞剂是常用的药物。而一些中药如复方丹参片、脑心清颗粒则可以作为长期的防治用药服用。

3. 心脏病发作是指什么

心脏病发作经常是在轻微甚至没有预兆的情况下突然发生的，胸痛类似心绞痛，但往往更为严重，不一定因为劳累引起，靠休息也不能缓解，病人可出汗、乏力，甚至丧失意识。如果发作导致心跳完全停止，即心脏骤停，死亡就随之而来。

（1）血供应受阻

当一支冠状动脉受阻并且持续不能缓解，它所供应的血液的心肌细胞就会坏死，心脏病发作的严重程度取决于受损心肌的范围和其他冠状动脉的健康状况。

（2）酶活性检测

酶是一类蛋白质，它调节着身体的化学反应。在心脏病发作时，受损组织会释放出某些酶进入血液，因此测定酶的活性有助于了解心脏损伤程度。

（3）酶释放

心肌纤维中的酶进入毛细血管，然后通过冠状静脉进入血液循环。

（4）药物治疗

医生可以使用许多不同的药物帮助血液流通畅顺，溶栓类药物能溶解新鲜的血凝块，而抗血小板类药物和抗凝剂有助于维持正常的血液循环和防止凝块的形成。

（5）溶栓剂

当纤维条束和血细胞缠绕交织时，形成了血凝块，溶栓类药物能使正常无活性的纤维蛋白溶酶原转变为有活性的纤维蛋白溶酶，后者能分解纤维蛋白，并溶解血凝块。

4. 什么是心肌梗死

心肌梗死是指由于绝对性冠状动脉功能不全，伴有冠状动脉供血区的持续性缺血而导致的较大范围的心肌坏死。绝大多数（95％）的心肌梗死局限于左心室一定范围，并大多累及心壁各层，少数病例仅累及心肌的心内膜下层（心内膜下梗死）。

冠状动脉性猝死较为常见。多见于 30～49 岁的人，男性比女性多 3.9 倍。发病有两种情况：

在某种诱因作用下发作，如饮酒、劳累、吸烟、运动、争吵、斗殴等。患者可突然昏倒在地、四肢肌肉抽搐、小便失禁，或突然发生呼吸困难、口吐泡沫、大汗淋漓，很快昏迷。症状发作后迅即死亡，或在 1 至数小时死亡。

在夜间睡眠中发病，多在家中死亡且往往不被人察觉，所以多无目击者。

引起猝死的原因。多数为 1 支或 2 支以上冠状动脉有狭窄性动脉粥样硬化，其中有的病例并发血栓形成。此外，冠状动脉畸形、梅毒性主动脉炎所致的冠状动脉口狭窄或闭塞，以及感染性心内膜炎时，主动脉瓣或二尖瓣上的血栓物质脱落，进入冠状动脉口所致的冠状动脉栓塞等均可引起猝死。

心肌供血不足在狭窄性冠状动脉粥样硬化的基础上，由于过度负荷而造成心肌供血不足，亦可引起心肌梗死。

5. 冠心病的危险因素有哪些

吸烟、运动不足、高脂饮食、肥胖、高血压和糖尿病是产生冠心病的主要危险因素，人们面临应激以及如何应答能起着一定的作用。

（1）高血压

高血压是发生冠心病的重要因素，无论是收缩压还是舒张压增高，发生冠心病的危险性都随之增高。血压愈高，动脉粥样硬化程度愈严重，发生冠心病或心肌梗死的可能性也明显增高。

美国一项研究表明，血压超过 21.3/12 千帕（160/90毫米汞柱）者比血压在该水平以下者的冠心病患病率高2.3倍；开始患高血压年龄越早，以后患冠心病的危险性越大；舒张压超过 12.5 千帕（94 毫米汞柱）者患冠心病的危险性比正常血压者高 3.6 倍。

美国对 5209 例 30～60 岁男性的 16 年随访研究发现，心力衰竭、动脉粥样硬化性血栓性脑梗死、冠心病 3 种主要心血管疾病的患病率，均随血压升高而增加。

（2）高血脂和高胆固醇血症

血清总胆固醇水平与冠心病的发病率和死亡率成正比。血清胆固醇浓度与引起冠心病有关。高胆固醇血症患者发生冠心病的相对危险度为 5。胆固醇在体内与蛋白质结合成脂蛋白，其中低密度脂蛋白胆固醇（LDL－C）为粥样斑块中胆固醇的主要来源，高密度脂蛋白胆固醇（HDL－C）与冠心病的发生呈负相关。故近来人们很重视血清总胆固醇（TC）与 HDL－C 比值的作用，把 TC/HDL－C 作为冠心病的预报指标，当其比值大于 4.4 时，冠心病发病的危险性明显升高。

血清胆固醇水平升高的年龄越早，今后发生冠心病的机会也越大。

（3）超重和肥胖

超标准体重的肥胖是冠心病的易患因素。肥胖能使血压和血清胆固醇升高。国外研究显示：体重每增加 10％，血压平均增加 0.86 千帕（6.5 毫米汞柱），血清胆固醇平均增加 18.5％。35～44 岁男性体重增加 10％，冠心病危险性增加 38％；体重增加 20％，冠心病危险性增加 86％。

（4）糖尿病

冠心病是糖尿病患者最常见的并发症，有糖尿病的高血压患者，患冠心病的机会较无糖尿病的高血压患者高

1倍。

（5）生活方式

首先是吸烟。烟中含有许多有害物质，如尼古丁、一氧化碳、氮氧化物、多环芳烃以及铅、镉、镍、汞及砷等金属毒物，其中多环芳烃和砷、镍已知是致癌物。尼古丁可刺激血管收缩，使血管内膜受损，亦可引起冠状动脉痉挛，诱发心绞痛和心肌梗死。一氧化碳造成的缺氧，可损伤动脉内膜，促进动脉粥样硬化的形成。吸烟者冠心病死亡的危险性随着吸烟量的增加而增加，存在剂量－反应关系。戒烟者较吸烟者冠心病的死亡率低。戒烟时间越长者，冠心病死亡率也越低。

其次是饮食。冠心病高发地区人们的饮食中往往富含脂肪，尤其是肉和乳制品。植物油和鱼，富含不饱和脂肪酸，有降低血脂、甘油三酯和低密度脂蛋白水平的作用。膳食纤维又有降低血脂的作用。

我国膳食中碳水化合物的比例相对较高，但近年来，膳食中脂肪比重正在逐步上升，膳食纤维正随着食物加工的精细程度而减少，应引起必要的重视。

第三是体力活动。随着生活方式的现代化，体力活动及体力劳动强度趋向减少及下降，加上生活节奏的加快，脑力劳动者患冠心病的危险度增加。缺乏体力活动的人患冠心病的危险度是正常活动量者的1.5～2.4倍，且与冠心病的危险性呈等级相关。

（6）水的硬度及微量元素含量

饮用水水质的硬度与冠心病亦有一定的关系。硬度是指溶于水中的钙、镁盐类的总含量。水中铁、锰、铝等盐类也会造成硬度。水的硬度与心脑血管疾病死亡率呈负相关。

（7）多种危险因素的联合作用

冠心病是多种因素引起的，联合危险因素越多，发生动脉粥样硬化及其合并症的可能性越大。曾有研究揭示，具有三种主要危险因素的个体（血清胆固醇＝6.46 毫摩升/升（250 毫克/毫升），舒张压＝12 千帕，有吸烟史），冠心病患病率比完全没有这三种因素的人高 8 倍，比具有两种危险因素者高 4 倍。

（8）其他

如家族史、神经类型及社会心理因素与冠心病的发病均有关。

冠心病家族史在其发病中具有重要作用，是一独立的危险因素。我国学者曾对冠心病有关的项目作调查，如：

个人情况，包括年龄、性别、体力活动、生活方式及饮食习惯等；有关疾病史，如冠心病、脑卒中及高血压病的家族史、糖尿病史等；甘油三酯、胆固醇等生化指标。

6. 男人更容易得冠心病吗

一般来讲，男性冠心病病人死亡率比女性高 3～6 倍。不同国家的冠心病死亡率明显不同，富裕的发达国家有着较高的死亡率，但是自 20 世纪 60 年代死亡率已经在下降，主要原因是医疗条件的改善和人们更多地认识到生活方式对健康的影响，死亡率在两性之间的差异正在减少。

根据 2000 年世界卫生组织报告，当年全球死于心血管疾病的患者数为 1700 万例，每 3 个死亡的患者中就有 1 例死于心血管疾病，这一数字到 2020 年预计将增加 50%。亚太群组协作研组织（APCSC）一项历时 5 年，针对逾 50 万亚洲人口的研究表明，心脏病已在亚洲大规模流行，亚洲人罹患心脏病的年龄要比西方小得多，因而对我国及其他亚洲国家造成了更为严重的负面影响。

2003 年 9 月 26 日，世界卫生组织发布的一项研究结果显示，患心血管病的患者中妇女比男子更容易死亡，妇女因心脏病和脑卒中而死亡的数字是其他各种癌症致死数字总和的 2 倍。卫生组织指出，每年有 1650 万人死于心血管病，其中 860 万是妇女；大多数妇女惧怕癌症，特别是乳腺癌，但她们对心脏病的重视程度远不及癌症。

2006 年底，美国妇女健康调查协会出版的《妇女健康用户指南》称，心脏疾病每年要夺走 50 万美国妇女的生命，这比死于心脏疾病的男性还要多 5 万人，此数据让心血管病这一原来的"男性专利"骤然间成为威胁女性生命的一大杀手，其中又以冠心病为最。

根据美国健康部门调查：非洲裔、西班牙裔以及拉丁裔也包括亚洲裔的美国妇女比本国的白种妇女更容易患心脏病。因为她们患肥胖、高血压和糖尿病的概率比本国的白种妇女高，因此有色人种的妇女比白种妇女有更多的可能性死于心脏病。面临心血管疾病的严峻挑战，有色人种妇女应该更注意减少患病危险因素。根据有关资料及我多年的临床经验，"冠心病"这三个字已经深入人心，不少著名人士因患冠心病猝死家中，人们对此越来越关注。广大女性朋友应重视以下几点，才能更有效地预防冠心病。

第一，与男性相比较，妇女患冠心病有自己的特点，熟悉这些特点，对预防和治疗妇女的冠心病是必须的。从冠心病发病率上看，差别主要是在 50 岁以前男性更为多见，患者中男女的比率为 1.5～4.0：1。一般认为女性较男性冠心病晚发 10 年；而女性绝经期后发病率明显上升。弗明汉心脏研究中心报告显示，同一年龄的妇女，绝经后心血管疾病患病率为未绝经者的 2 倍，值得引起注意。

第二，运动心电图试验是初筛早期冠心病的最方便的无创性手段。据美国文献统计，女性该试验的假阳性率高达 21％，而男性仅为 7％。女性出现运动试验假阳性率为男性的 3 倍，其原因假说很多，但到目前为止尚不能科学地回答此问题。所以对女性患者，尤其是 50 岁以下女性患者运动试验阳性结果应持审慎的态度。临床经验表明，40～50 岁以下的妇女，安静心电图非特异性 ST 段 T 波改变的机会较多，而实际上非冠心病所致的比例也较男性为多，不能单纯依照心电图仅存的 ST－T 改变就草率地下冠心病的诊断。

第三，国外资料还表明，女性患急性心肌梗死的病死率较男性高，尤其在绝经期后，其原因除有性别差异外，还有许多复杂的因素。有人认为妇女一旦发生冠心病，较男性预后差，但总的说来，男性冠心病病死率高于女性。口服避孕药可使血压升高、血脂升高、糖耐量下降及增加血栓形成机会。35 岁以下妇女如无血压、血脂异常，服避孕药是相对安全的；35 岁以上妇女口服避孕药，其急性心肌梗死、脑血管病的病死率和其他器官血栓栓塞发生率上升，因此，35 岁以上有冠心病易患因素（高血压、高血脂、吸烟、糖尿病等）的妇女，不宜服用避孕药。有糖尿病的女性患者较男性更易患冠心病。绝经后的妇女要定期复查血脂。

第四，肥胖，特别是腹部脂肪尺寸与中年妇女的冠心病风险有关。正由于中等和完全肥胖与冠心病关系密切，因此继续致力预防肥胖和深入研究改变腹部脂肪是有必要的。在我们国家，超重的人达到 2 亿，肥胖者有 6000 万人。超重和肥胖的人更易患上高血压、血脂异常和糖尿病。是否肥胖有两种计算方法。体重指数：体质指数（BMI）＝体重（公斤）/身高的平方（米^2）。目前我们国家的标准为 BMI 在 20～25 之间为正常；25～30 之间为超重；大于 30 以上为肥胖。例如：一个人的体重是 70 千克，身高 1.75 米，那么他的体重指数为 22.9，属于正常范围。

另一个测定标准为腹围，男性应小于 90 厘米，女性应小于 80 厘米。与体重指数 BMI 比较起来，腹围对于冠心病的预测价值更高，因为"大腹便便"更易患心脑血管疾病。已有的研究明确显示，减轻过重的体重会使血压、血糖和血脂异常更容易得到控制。

除了高血压、葡萄糖耐量异常和糖尿病之外，腹部脂肪也与新陈代谢异常，包括胰岛素抵抗、胰岛素过多和甘油三酯水平上升等有关。

根据波士顿研究人员的研究报告，腰围在 75 厘米以上的妇女，患冠心病的风险是苗条妇女的两倍。波士顿妇科医院和哈佛医学院在 8 年里调查研究了 44702 名 40～65 岁没有患过冠心病、脑卒中和癌症的妇女。研究人员比较了腰围和髋围的比率，以确定女性冠心病的风险。他们确定腰围和髋围比率是 0.88 或更高的妇女患上心脏病的风险是比率不到 0.72 的妇女的 3.25 倍。照该研究报告所言，腰围为 95 厘米或更多的妇女，患上冠心病的风险更高。美国饮食学会发现，对于多数妇女来说，健康的体重应该是腰围和髋围比率在 0.80 以下。研究人员也发现，对那些体重属于健康范围（体质指数是 25、1.60 米高和体重 66 公斤或以下）的妇女，腰围和髋围比率以及腰围与冠心病风险息息相关。

第五，根据一项研究显示，许多妇女在心脏病发作前一个月，出现不寻常的疲劳与睡眠混乱现象，专家呼吁，妇女们应重视这些细微的征兆，及早预防可能的心脏病危机。

美国《健康与年龄》报道指出，美国亚利桑那大学针对超过五百位曾因心脏病发作送医治疗的妇女进行调查，结果发现有九成五的妇女表示，在病发作前一个月出现不寻常的症状，其中七成一妇女有不寻常、无法解释的疲劳现象产生。另有四成八的妇女表示，心脏病发作前一个月有睡眠混乱的现象，四成二妇女有呼吸短促的毛病，三成九出现消化不良，三成五则出现焦虑。所以我们提醒，如果妇女们能注意这些心脏病发作的早期征兆，就可提早治疗或防范可能的心脏病变。

第六，有不健康的生活方式、饮食习惯的人易患冠心病，例如吸烟，吃高糖、高脂肪、高盐等垃圾食品。喜欢久坐，情绪不佳，易怒，缺乏运动，酗酒，熬夜等，均有损健康。吃有益健康的食品，平均每日运动至少半小时，保持旺盛的精力，一天到晚乐呵呵，不吸烟和体重不超重的妇女患冠心病的风险极低。另外，低风险妇女日常饮食中高谷类纤维、含 ω－3 脂肪酸和叶酸的海产品最高达饮食总量的 40％。

第七，患高血压、糖尿病、高脂血症的病人更是冠心病高发人群，因此降压、降糖、降脂治疗重要。按 2005 年中国高血压防治指南要求：正常血压为 120/80 毫米汞柱。当血压在 120～139/80～89 毫米汞柱时，应改善生活方式以预防高血压及心血管病发生。当高于以上标准时，则应服用降压药治疗。

同样，当胆固醇在 4.5 毫摩尔/升以下时冠心病较少，对于高脂血症应先膳食治疗 3～6 个月，如果效果不好应找医生治疗。还要积极治疗糖尿病，控制血糖。不要小看这三大杀手：高血压——无声杀手，高血脂——微笑杀手，糖尿病——甜蜜杀手。绝不能对它们掉以轻心，因为它们是冠心病的好朋友。

总之，关心健康，从自己做起。管好嘴，吃健康食品。用好腿，多锻炼。勤动脑，多学习。行善抑恶，延年益寿。

7. 高血压病人更易患冠心病吗

流行病学研究证明，高血压为冠状动脉、脑动脉及外周动脉粥样病变的主要危险因子。高血压所致的冠心病是血压正常者的 2～4 倍，其主要原因是高血压通过影响内皮及平滑肌细胞内膜通透性而使动脉壁发生改变，表现为内皮细胞功能发生障碍，不能阻止血小板与单核细胞黏附在血管壁上，内膜表面不平滑，于是越来越多的血小板与单核细胞聚积在血管内壁上，这些黏附的血小板与单核细胞会释放生长因子，与其他生长因子一起会加速平滑肌细胞从中层游离至内壁，通过沉积与增生使内膜变厚，结缔组织增生，于是管壁增厚，管腔狭窄。当冠状动脉的管腔狭窄超过 75% 时，临床上就会发生心绞痛。而冠状动脉完全阻塞时，局部心肌发生坏死，就发生了心肌梗死。

　　既然高血压是冠心病的主要危险因素，因此，降压治疗就可预防冠心病的发生和发展。但大量临床资料显示，降压治疗虽然可明显降低脑卒中的发生和死亡，但并不能降低冠心病的发生和死亡。有关专家认为，这可能与下列因素有关：①一旦出现冠状动脉粥样硬化，尽管进行抗高血压治疗，也很难逆转。②高血压病人仍伴有其他的患冠心病的危险因素，例如吸烟、高脂血症、糖尿病等。③有些降压药，如利尿剂、受体阻滞剂可引起高血脂、高血糖、低血钾和低血镁等不良反应。④与血压未降至理想水平有关。

　　由此可见，高血压治疗既要及时，越早越好，又要选择合适的降压药。当高血压合并高脂血症时，除饮食控制，必要时服用降血脂药物外，最好不要选用利尿剂、受体阻滞剂，而应优先选用钙拮抗剂和血管紧张素转换酶抑制剂等。

8. 冠状动脉粥样硬化始于什么年龄

冠心病多发生于 40 岁以上的中老年人，因此，人们往往产生一种表象认识，好像人们 40 岁以后才开始发生动脉粥样硬化，其实不然。一项最新的病理生理学研究证实，动脉粥样硬化始发自少儿期，并随着年龄的增长逐渐加重。这是我国科研人员首次通过对人体新鲜心脏标本进行病理生理学研究得出的结论。这一成果为我国防治动脉粥样硬化提供了可靠依据。

由此看来，动脉粥样硬化的发生是一个十分漫长的过程，是多种危险因素长期、反复作用于大、中型动脉的结果，它随着年龄的增长逐渐加重，因而从青少年开始就应该建立健康的生活方式，加强血管保护，重视健康积累，预防动脉粥样硬化，预防心脑血管病的发生。

9. 自己怎样早期发现冠心病

冠心病是中老年人的常见病和多发病，处于这个年龄阶段的人，在日常生活中，如果出现下列情况，要及时就医，尽早发现冠心病，以免延误病情。

第一，劳累或精神紧张时出现胸骨后或心前区闷痛，或紧缩样疼痛，并向左肩、左上臂放射，持续3～5分钟，休息后自行缓解者。

第二，体力活动时出现胸闷、心悸、气短，休息时自行缓解者。

第三，出现与运动有关的头痛、牙痛、腿痛等。

第四，饱餐、寒冷或看惊险影片时出现胸痛、心悸者。

第五，夜晚睡眠枕头低时，感到胸闷憋气，需要高枕卧位方感舒适者；熟睡、或白天平卧时突然胸痛、心悸、呼吸困难，需立即坐起或站立方能缓解者。

第六，性生活或用力排便时出现心慌、胸闷、气急或胸痛不适。

第七，听到周围的锣鼓声或其他噪声便引起心慌、胸闷者。

第八，反复出现脉搏不齐、不明原因心跳过速或过缓者。

10. 应该如何预防冠心病

冠心病的病因和发病机理，目前尚未完全阐明，但通过广泛的研究，发现了一些危险因素，如高血脂、高血压、吸烟、糖尿病、缺乏体力活动和肥胖等，这些因素多可通过改变生活习惯、药物治疗等方式加以调节和控制。为此，预防冠心病可以通过以下各项措施：

（1）合理调整饮食

一般认为，限制饮食中的胆固醇和饱和脂肪酸，增加不饱和脂肪酸，同时补充维生素 C，B，E 等，限制食盐和碳水化合物的摄入，可预防动脉粥样硬化。

（2）加强体力活动

流行病学调查表明，从事一定的体力劳动和坚持体育锻炼的人，比长期坐姿工作和缺乏体力活动的人的冠心病发病率低些，同时体育锻炼对控制危险因素（高血脂、高血压、体重超标），改善冠心病患者的血液循环也有良好的作用。

（3）控制吸烟

吸烟在冠心病的发病中起着一定的作用。有人报告，在 35～54 岁死于冠心病的人群中，吸烟者比不吸烟者多 4～5 倍，吸烟量多者比吸烟量少者危险性更大，可高达 4～5 倍，戒烟后心肌梗死的发病率和冠心病的死亡率显著减少，而且戒烟时间越长效果越大。这足以说明吸烟的危险性和戒烟的重要性。

（4）治疗有关疾病

早期发现和积极治疗高血脂、高血压、糖尿病等与冠心病有关的疾病，尽可能消除和控制这些危险因素，对防止冠心病是十分重要的。

心绞痛病人，应尽可能避免与纠正一切能诱发或加重心绞痛的因素，设法改进冠状循环与神经精神功能状态及解除与防止心绞痛发作，为此预防心绞痛发作应采取以下措施：

第一，由于心绞痛是一个需要长期注意的病，因此患者要适当地了解疾病的性质，以便正确对待。要消除不必要的焦虑与恐惧心理，培养乐观情绪。

第二，工作应妥善安排，防止过度脑力紧张和重体力劳动。应有足够的睡眠时间，避免不良的精神刺激。初发或发作忽然变为频繁而加重者，应在安静的环境中进行短期休息和疗养。适度轻体力劳动或散步对于一般病人可减少心绞痛发作。避免在日常生活中发生过快或突然用力的动作，如追赶公共汽车或在大风或在雪地上快步或长时间行走。在任何情况下有心绞痛发作时，应立即停止活动，安静休息。

第三，与一般动脉粥样硬化患者一样，饮食方面须限制富含动物脂肪与胆固醇的食物，肥胖者应使体重逐渐减轻。避免一餐过饱。茶与少量咖啡，如不致引起明显的兴奋或失眠，可以饮用。小量非烈性的酒也属无害，或许可起到帮助扩张血管及镇静的作用。心绞痛患者应尽量不吸烟。

第四，高血压、贫血及甲状腺功能亢进等疾病都能增加心脏负担而使心绞痛加重，应予积极治疗。各种心律失常可诱发或加重心绞痛，需尽量设法纠正。心肌梗死的根本预防措施是对动脉粥样硬化的预防。对已发生心绞痛或疑有冠心病的患者，前面所述各项对动脉粥样硬化与心绞痛的防治措施，对预防心肌梗死可有一定的作用。

心率和心律失常

虽然运动或应激时心率可以增加，但正常心脏搏动保持在 60～100 次/分钟，如果心律不规则，或心率异常地过缓或过快，这种情况称为心律失常。引起心律失常的最常见原因是冠心病。先天性心结构异常也可能是致病因素。

（1）病因诊断

心脏搏动是由位于心顶部的"起搏器"细胞发出的电兴奋产生的。这些电兴奋扩散到心房，然后沿着传导纤维至心室，继而引起心收缩。不规则或异常的心率通常会产生头昏、晕厥、心悸、呼吸困难或者胸痛等症状。

（2）动态心电图

由于心电图在一个较短的时间内完成，因此即使存在心律失常，也可能只获得正常记录。佩戴一个 24 小时的 Holter 监视仪能检出间歇性异常心脏搏动。如病人有头昏、疼痛等任何症状时，也能留下记录。

（3）佩戴 Holter 监视仪

病人佩戴一个 Holter 监视仪于腰带处，依然能正常活动。

（4）异常类型

心律失常分为心动过速和心动过缓，心动过速时心率快于 100 次/分钟，心动过缓可低于 60 次/分钟，也可按照节律（规则和不规则）、起点的部位，心脏受累的部位进行分类，常见的心率失常原因有冠心病、应激、咖啡碱和某种类的药物。

高血压

所谓血压是指血液在血管内流动，对血管壁产生的侧压力。用血压计在肱动脉上测得的数值来表示，以 mmHg（毫米汞柱）或 kPa（千帕斯卡）为单位，这就是血压。平时说的血压包含收缩压和舒张压。收缩压是指心脏在收缩时，血液对血管壁的侧压力；舒张压是指心脏在舒张时，血管壁上的侧压力。医生记录血压时，如为 120/80 毫米汞柱，则 120 毫米汞柱为收缩压，80 毫米汞柱为舒张压。按国际单位表示"kPa"（千帕斯卡），换算的方法：1 毫米汞柱（毫米汞柱）＝0.133kPa（千帕斯卡），那么 120/80 毫米汞柱相当于 16/10.6 千帕。高血压病是一种以动脉压增高为特征的疾病，按照世界卫生组织建议使用的血压标准是：凡正常成人收缩压应小于或等于 140 毫米汞柱（20 千帕），舒张压小于或等于 90 毫米汞柱（12 千帕）。如果成人收缩压大于或等于 150 毫米汞柱（20 千帕），舒张压大于或等于 100 毫米汞柱（13.3 千帕）为高血压；或两者有一项达到该指标同样是高血压。血压值在上述两者之间，亦即收缩压在 141～149 毫米汞柱（18.8～19.8 千帕）之间，舒张压在 91～99 毫米汞柱（12.1～19.8 千帕）之间，为临界高血压。诊断高血压时，必须多次测量血压，至少有连续两次舒张血压的平均值在 90 毫米汞柱（12 千帕）或以上才能确诊为高血压。仅一次血压升高者尚不能确诊，但需随访观察。

1. 高血压和高血脂症有关吗

高血压病的发生和发展与高脂血症密切相关。大量研究资料表明，许多高血压病人伴有脂质代谢紊乱，血中胆固醇和甘油三酯的含量较正常人显著增高，而高密度脂蛋白含量则较低。另一方面，许多高脂血症也常合并高血压，两者呈因果关系，但何为因何为果，目前尚不十分清楚。

高血压和高脂血症同属冠心病的重要危险因素，两者并存时，冠心病的发病率远较一项者高，因此，两项并存时更应积极治疗。

2. 高血压和高脂血症并存时怎么办

（1）管好嘴，控制热量摄入

进食热量过多，多余的热量就以脂肪的形式堆积在体内，使血脂和血压升高，所以应以限制脂肪摄入为主，不吃甜食，可适当吃鱼类，豆制品类、禽类、蔬菜类等，但每餐不可过多，不可暴食，晚餐要少吃。多吃富含钙、钾的食物，如香蕉、紫菜、海带、土豆、豆制品及菇类等，以促进体内钠盐的排泄，调整细胞内钠与钙的比值，降低血管的紧张性，维护动脉血管正常的舒缩反应，保护心脏。适度运动，能有效地增加内源性热原质，增加身体热度，加速体内脂肪、糖和蛋白质的分解，有利于冲刷血管壁上的沉积物，又可使血脂分解加速，从而防止高血压、高脂血症，延缓各脏器的衰老，所以，应坚持锻炼，但老年人应以散步、慢跑、打太极拳为主，不宜剧烈运动。

（2）少吃盐

据报道，有学者发现高血压与盐敏感有关，部分盐敏感者有钠泵基因突变，这种突变呈显性遗传，由此揭示了世界上研究了100多年的关于吃盐多的地区高血压发病多，而有些人吃盐多却不发病的谜底，因此，对食盐敏感性高血压患者来说，减盐非常重要，而非食盐敏感性高血压患者，过度减盐可影响糖和脂肪代谢，一般每日食盐量掌握在5克以下，对二者都不致产生明显影响。

（3）戒烟限酒

烟酒对高血压和高脂血症均属促进因素，患者应断然戒烟，酒以不喝为好。

（4）科学用药

在使用降压药时，要考虑对脂质代谢的影响。临床研究证明，有的降压药物对脂质代谢可产生不良影响，从而成为动脉硬化的促进剂，如利尿降压药有此作用。血管紧张素转换酶抑制剂、钙离子拮抗剂对脂质代谢也有影响。经降压治疗高脂血症未见好转，同时存在冠心病危险因素时，应配伍应用抗高血脂症药物。中药方面，对于轻中度高血压患者一般可选用六味地黄丸和复方丹参片，六味地黄丸1次6克，1日2次；复方丹参片1次3片，1日3次，饭后服用。也可用杞菊地黄丸与复方丹参片同服。长期服用可标本兼治，平稳控制血压，经济而有效。

3. 高血压的主要病因是什么

高血压病是一种常见病、多发病。但我们并没必要为此而恐慌，因为高血压病有它的好发人群。通过流行病学调查和实验研究，目前认为高血压病患病概率与下列因素关系密切：

（1）性别与年龄

女性在更年期以前，患高血压的比例较男性略低，但更年期后则与男性患病率无明显差别，甚至高于男性。

（2）生活习惯

大量调查结果表明饮食结构对高血压、脑卒中的发生、发展有着重要的影响，而合理调整饮食结构对预防高血压有重要的意义。比如过吃咸食者容易患高血压病，而喜食水果者患高血压比例低，另外，低蛋白、高脂肪的膳食习惯也是高血压的危险因素。近年来有关膳食结构与血压调节之间的关系研究较多，而比较多的研究证实，过多的钠盐、大量饮酒、膳食中过多的饱和脂肪酸或不饱和脂肪酸与脂肪酸比值过低，均可使血压升高，而膳食中有充足的钾、钙、优质蛋白质，适量饮用葡萄酒可防止血压升高。还有研究表明有经常熬夜习惯的人易患高血压病，甚至发生脑卒中，而生活井然有序、平素早睡早起者患高血压比例低。

（3）工作压力

随着社会文明的不断进步，工作压力也不断增加。

（4）性格

性格与血压也密切相关，暴躁多怒、情绪急躁者，血压往往偏高；性情温和，处事不惊者，血压往往较稳定。实际上，性格、情绪微妙的变化，比如说一些促血管收缩的激素在发怒、急躁时分泌旺盛，而血管收缩的变化都会引起人体血压的升高，长期如此，将会导致高血压病的形成。

（5）家族因素（遗传因素）

许多临床调查资料表明，高血压是多基因遗传，在同一家庭高血压病患者集中出现，不是因为他们有共同的生活方式，主要是因有遗传因素存在。遗传性高血压患者有两种类型的基因遗传：①具有高血压病主基因，随年龄增长必定发生高血压。②具有高血压副基因，这些人如无其他诱发高血压病的因素参与则不发病，但目前如何从形态、生化或功能方面检测出这些遗传因素还是很困难的。所以，如果家族中有高血压病患者，家族成员均应该定期测量血压，以便早日发现、早日预防、早日治疗。

（6）体重因素

体重与血压有高度的相关性。有关资料显示，超重、肥胖者高血压患病率较体重正常者要高 2～3 倍。前瞻性研究也证明，在一个时期内体重增长快的个体，其血压增长也快。我国的人群研究结果无论单因素或多因素分析，均证明体重指数偏高，是血压升高的独立危险因素。

（7）吸烟

现已证明吸烟是冠心病的三大危险因素之一。吸烟可加速动脉粥样硬化，引起血压升高。据测吸两支烟 10 分钟后由于肾上腺素和去甲肾上腺素的分泌增加，而使心跳加快，收缩压和舒张压均升高。吸烟者易患恶性高血压，且易死于蛛网膜下腔出血等急、危、重症，而且烟叶中尼古丁影响降压药的疗效，所以，在防治高血压的过程中，应大力宣传戒烟。

4. 高血压与高血压病是一回事吗

在现实生活中，不少人常把高血压和高血压病混同起来，认为只要发现高血压就是高血压病，或者把高血压病简称为高血压，其实它们是两个不同的概念。

高血压只是一个症状，不能算是一种独立的疾病。许多疾病如急慢性肾炎、肾盂肾炎、甲状腺功能亢进、嗜铬细胞瘤、柯兴综合征、原发性醛固酮增多症等，都可能出现血压升高的现象。但由于这种高血压是继发于上述疾病之后，通常称为继发性高血压或症状性高血压。

高血压病是一种独立的疾病，又称原发性高血压，约占高血压病人的 90％ 以上。其发病原因目前尚不完全清楚，临床上以动脉血压升高为主要特征，但随着病情加重，常常使心、脑、肾等脏器受累，发生功能性或器质性改变，如高血压性心脏病、心力衰竭、肾功能不全、脑出血等并发症。

5. 偏头痛是因为血压高吗？

早在 1913 年国外就有人注意到偏头痛病人数年后发生高血压者较多。后来的学者经过研究认为，偏头痛病人发生高血压病的机会是正常人的 5 倍。

国内学者研究认为：凡有间歇性发作一侧或两侧头痛，伴有视觉性先兆发作、恶心、呕吐与阳性家族史者即可诊断为偏头痛，确诊 473 例病人其中 277 例病人在数年后发生了高血压病或边缘性高血压。发生高血压后其头痛的症状性质多有改变，易伴有头昏、眩晕、耳鸣、失眠、心烦、急躁、肢体麻木等。

6. 血液越黏血压越高吗

除了血管口径外，血液黏稠度也是构成外周阻力的一个因素。凡使血液黏稠度增加的因素，都有可能加大外周阻力，使血压升高，而增加心脏负担。红细胞的数量和性质的变化是影响血液黏稠度的主要因素。红细胞比容的增大，例如在多血症和失水患者，均可使血液黏稠度增大，引起血压升高。在某些病理情况下，红细胞聚集性的增加，也是使血液黏稠度增高的重要因素。血浆中纤维蛋白原浓度的异常增加，可通过血浆黏稠度的增高，引起血液黏稠度增高。这些因素都能改变外周阻力而影响血压。因此，血液黏稠度的状况与血压有一定的关系。

7. 怎样防治高血压病

人的正常血压可随年龄增加而稍有增高，也可受活动、情绪及饮食等多种因素的影响而变动。高血压的常见症状有：头晕，头痛，耳鸣眼花，心烦心悸，甚至肢体麻木等。在本病的早期，病人也可无明显自觉症状。在疾病的晚期，可引发心、脑、肾等重要脏器的损害。

高血压是一种常见的慢性疾病，许多因素如性别、年龄、职业、饮食、活动、爱好和遗传等，都与高血压的发生有一定的关系。对于有些因素如性别、年龄和遗传，我们确实无法控制，但是人们可以采取预防措施，减少其他致病因素。

首先是生活方式的改善，应少吃盐，不吸烟，限制饮酒量，养成良好的生活习惯，要保证充分的睡眠，学习、工作和休息都要定时，避免精神过度紧张和劳累。多吃蔬菜和水果，少吃动物脂肪及蛋黄等高胆固醇的食物，身体肥胖者要适当限制饮食和减轻体重。平时多运动，如慢跑，散步，气功等。这些措施对预防和治疗高血压病均有良好的效果。此外，还要定期复诊，一方面要检查高血压被控制的情况，另一方面要确定是否有心、脑、肾的并发症出现，对此也要尽早治疗。

血栓性疾病

1. 什么是血栓

在活体心脑血管内，血液成分黏集或凝固成固体的过程，称为血栓形成。形成的固体物质，称为血栓。

正常时，血液中存在着凝血与抗凝血两个互相矛盾的过程，两者经常处于动态平衡，使血液保持液体状态。只有在某些病理因素的作用下，凝血过程处于主导地位时，心脑血管系统内的血液成分才会发生凝固，形成血栓。血栓形成在某些情况下有着积极的意义。如当血管有损伤或破裂时，在血管损伤处血栓形成，有止血作用。但在另一些情况下，血栓形成可对人体带来不利影响。若血栓完全阻塞了动脉管腔，又缺乏侧支循环代偿时，就可引起相关组织的局部缺血甚至坏死。此种情况发生于冠状动脉或脑动脉，可造成严重后果，甚至引起人体死亡。静脉内血栓形成阻塞管腔后，可使静脉回流受阻，当缺乏侧支循环时，可造成局部组织瘀血及水肿，严重时也可引起组织坏死。

2. 哪些原因易诱发脑血栓形成

（1）血管病变

最重要而常见的血管病变是动脉粥样硬化，其次是高血压病伴发的脑小动脉硬化。其他还有血管发育异常，如先天性动脉瘤和脑血管畸形；脉管炎，如感染性风湿热、结核病、钩端螺旋体病、梅毒等所致的动脉内膜炎；一些非感染性的脉管炎，如血栓闭塞性脉管炎、结节性多动脉炎；动脉壁创伤如损伤、手术、导管、穿刺等。

（2）血液成分的改变

血管病变处的内膜粗糙，使血液中的血小板易于附着、积聚以及释放更多的五羟色胺等化学物质。血液成分中脂蛋白、胆固醇、纤维蛋白原含量的增加，可使血液黏度增加，致使血流速度减慢。此外还有血液病如白血病、红细胞增多症和各种影响血凝固性增高的因素，均使脑血栓形成易于发生。

（3）血液动力学改变

脑血流量的调节，受到多种因素的影响。血压的改变是影响脑局部血量的重要因素，当平均动脉压低于 9.5 千帕（71 毫米汞柱）和高于 24 千帕（180 毫米汞柱）时，由于血管本身存在的病变，管腔狭窄、自动调节功能失效，局部脑组织的供血即可发生障碍。

（4）其他原因

另外，有人对脑血栓病人，通过与其他疾病患者配比对照后采集年龄、性别、民族、婚姻状况、吸烟、饮酒、饮食、精神刺激、体育锻炼、体重、血压、血糖、心电图、血清胆固醇等 30 多个成分进行归纳分析，发现高血压病史、心电图异常、心脏病、糖尿病、高脂血症、高血压家族史、超重和喜食肥肉等与脑血栓形成的发病有关，其顺序为高血压病史、收缩压、体重指数和高密度脂蛋白减少，是影响脑血栓形成的主要因素。体育锻炼可减少脑血栓形成的发生。

3. 如何预防血栓

（1）控制血压

大量研究表明，高血压不仅促使心、脑、肾血管的损害，也促使动脉硬化的发生和发展。故有效地控制高血压是防止发生脑血栓的重要环节。血压过高常是发生出血性脑血管病的直接诱因，但血压降得过低也是发生脑血栓形成的诱因之一，故不可在进入安静状态之前，如夜寝之前，服用过量降压药物。

（2）控制血脂

高血脂，尤其是低密度脂蛋白增高，常是动脉粥样硬化症的又一重要发病因素。因此，要使高密度脂蛋白与低密度脂蛋白之间维持一个恰当的比例。除平时控制脂肪、低胆固醇饮食外，遇有高脂血症者应加以积极治疗。

（3）降低血黏度

血液黏度、血液浓度、血液聚集性和血液凝固性的异常增高或增强，也是脑血栓形成的发病因素之一。据调查显示，我国抗凝药物的使用情况很不理想。在自然人群中，97％以上的患者从不服用抗凝药物，应用抗凝药物治疗的患者还有近 1/4 没有检测国际标准化率。故针对有高黏滞血症的患者应积极采取预防性治疗措施，如平时多饮水，采用血液稀释疗法、饮食疗法等。中年人为预防冠心病、脑血栓形成的发生，应及早接受口服抗凝药物治疗。复方丹参片在心血管临床已经有 30 多年历史，具有很好的抗凝抗黏作用，副作用小，价格便宜，是预防心血管疾病的一线药物。专家建议，如果从 35 岁小剂量服用，提前预防，能够有效降低重大心脑血管疾病的发生。

（4）积极治疗相关疾病

尤其积极有效地治疗可发生脑血栓的各种原发病，以尽力减少发生血栓的可能性，如动脉粥样硬化症、感染性心内膜炎、风心瓣膜病、心率失常、糖尿病、脉管炎等。

（5）注意饮食

养成低盐、低动物脂肪、节制食量的饮食习惯，忌食辛辣，多食蔬菜水果及豆制品等。平时可以在饮食中添加一些具有保健作用的天然植物。

（6）调节情志

过于激动、紧张、忧郁常是本病发病的精神因素。因此，要注意调理情志、放下思想包袱和情绪，不使五志过激。保持心情舒畅，调畅阴阳平衡，使气血畅达，脉络通和，是预防本病的重要措施之一。

（7）劳逸结合

起居有常，作息有规律，不可过劳，是保持健康的重要因素。适度的文体活动、练气功、打太极拳等不仅可避免身体肥胖，也可保持身心健康，对预防高血压和动脉硬化十分有益。

脑卒中

1. 什么是脑卒中

脑卒中就是人们常常说的脑中风，是一类疾病的统称。这类疾病一般发病急骤，以突然间昏倒在地、不省人事，或突然间发生口眼歪斜、语言不利、半身不遂等为特征。实际上当发现年纪大的人语言不清、半边肢体麻木活动不得力，特别是有短暂性昏迷和头晕、头痛，这都是脑卒中的前兆，从前兆到发病要 4 小时左右。从现代医学的观点来看，脑卒中就是由于脑血管出现问题，致使脑细胞失去血液、氧气和养分的供应，最终令脑细胞受损死亡，继而影响到部分脑细胞所控制的功能，例如活动及语言机能，妨碍病患者的自我照顾能力。"脑卒中"这个名字由来已久，古时中国的医学认为人得到"邪风"便会突然间失去局部感觉和行动能力。

脑卒中最常见的症状就是病人出现程度不同的语言、运动、感觉功能障碍，以运动功能障碍为主者中医称之为半身不遂，俗称偏瘫。

2. 脑卒中的危险因素有哪些

（1）高血压、动脉硬化、心脏病和糖尿病是公认的脑卒中四大危险因素。

（1）高血压

血压越高，发生脑卒中的概会越大。高血压病人发生脑卒中的概率是血压正常人的 6 倍，大约80％的脑出血病人都是由于高血压引起的。

（2）血脂增高

是第二个发病的危险因素。血脂增高一方面使得血液黏稠，血流缓慢，供应脑的血液量减少；另一方面可加重动脉硬化的程度。所以，动脉硬化的老年人，在 65 岁以上发生脑梗塞的特别多。

（3）糖尿病

糖尿病常伴动脉硬化，而且血内葡萄糖含量增多也会使血黏度和凝固性增高，有利于脑血栓形成。有资料表明，糖尿病病人患脑卒中的年龄要提早 10 年，发病人数比血糖正常的人高 2～4 倍。

（4）心脏病

脑的血液来源于心脏。当心肌梗死、心力衰竭时，脑的供血量不足，会引起脑梗死；当风湿性心脏病合并有心房振颤等心律失常发作时，心房内的栓子脱落进入脑血管，可引起脑栓塞。

脑卒中的其他危险因素还有很多，与年龄、生活习惯等。年龄越大越危险，55 岁以后发病率大大增加。而吸烟、饮酒等不良生活习惯也会增加脑卒中的发病机率。

3. 脑卒中的诱发因素有哪些

生气、劳累、饱餐、用力过猛、饮酒、激动、排便、停服降压药等都可以称为脑卒中的诱发因素。归纳起来包括气候变化、情绪激动、用力过猛、饮食不节等。

冬秋季比夏季好发。这是因为冬天天气冷、血管收缩、血压上升，而夏季天气转热、血管扩张、血压下降的缘故。但是夏季中暑，出汗增多也会促发脑卒中。老年人对气候变化的适应能力差，因此要加强御寒和防止中暑，预防脑卒中的发生。情绪激动也会使血压突然升高，引起脑卒中。所以生气、吵架、恐惧、兴奋都可成为诱因。为预防脑卒中，老年人要学会自我控制。过度疲劳是指工作、生活、学习等过分繁忙劳累；用力过猛包括搬动重物、用力排便以及体育锻炼过量等。两者都会引起血压升高，成为脑卒中的诱因。饱餐和进食过分油腻的食物能使血液中的脂质一下子增多，血液循环加快，血压突然上升，因而可导致脑卒中的发生。

4. 如何预防脑卒中

限制钠盐的摄入。饮食应以清淡为宜，少吃咸食，吃盐过多，会使血管硬化和血压升高，每天吃盐应以 5 克以下为宜。

（1）少吃甜食

甜食含糖量高，可在体内转化成脂肪，容易促进动脉硬化。

（2）少吃动物脂肪

动物含胆固醇量高，可加速动脉硬化。如肝、脑、心等应少吃。

（3）戒烟少酒

有烟酒嗜好的高血压患者，会因烟酒过多引起心肌梗死、脑脑卒中。

（4）宜多食钾食物

钾在体内能缓冲钠的危害，含钾食物有黄豆、小豆、番茄、西葫芦、芹菜、鲜蘑菇及各种绿叶蔬菜；水果有橘子、苹果、香蕉、梨、猕猴桃、柿子、菠萝、核桃、西瓜等。

（5）宜多吃含优质蛋白和维生素的食物

如鱼、牛奶、瘦肉、鸡蛋及豆制品。

（6）宜多吃高钙食物

美国医学专家认为，高血压患者每天坚持摄入高钙食物，2/3左右的人会有明显的降压效果。含钙的食物很多，如奶制品、豆制品、芝麻酱、虾皮、海带、骨头汤、黑木耳、核桃、沙丁鱼、鸡蛋等均含钙丰富。

4. 如何预防凌晨的死亡时间

寒冷的冬季，心脑血管疾病患者进入"危险的疾病高发期"。据专家介绍，心脑血管疾病之所以凌晨死亡率最高，是由于大部分心血管药物药效一般仅维持2～6小时，睡前服用的药物在凌晨时差不多已经代谢完，处于危险期的心脏恰恰得不到保护，急性心衰、心肌梗死或猝死等此时最易发生，凌晨也因此被称为心血管疾病的"魔鬼时间"。这种问题到了冬季更为严重，冬季不但天气寒冷，心脑血管经常收缩，进而减少了心脑的供血，而且昼短夜长，多数老年人休息早，睡前就会服用心血管药，使"魔鬼时间"进一步延长。

通过药物缓释技术可以很好地解决这个问题，白云山和黄中药联合广东药学院朱盛山教授就复方丹参缓释剂型进行了多年的研究并取得重大突破，以缓释技术处理的复方丹参缓释剂型可以保证四种有效成分（丹参酮ⅡA、丹酚酸B、人参皂苷Rg1和冰片）均衡长效释放12个小时，这样患者晚上服用一次，就可以安然度过凌晨时的"魔鬼时间"。

5. 为什么不吃早饭易患脑血栓

人在睡眠时因呼吸、排尿及显性或不显性的出汗而失去大量的水分，若不吃早饭可能使血小板聚集性增加，血液的动脉粥样硬化，空腹活动有可能引起中枢调节紊乱，耗氧量增加，造成脑血栓，极易引起脑卒中，带来危险。

心脑血管病青睐谁

有家族史者，尤其是父母或祖父母患脑血管病史者。

高血压病者，尤其是患有顽固的高血压病患者。

血黏度高者，血液黏度的增高，容易促发血栓的形成。

糖尿病患者，血糖如果没有很好控制，容易患脑血管病。

高脂血症患者，易导致动脉内膜脂质沉积，可引起或加速动脉粥样硬化，容易发生脑血管疾病。

风湿性心脏病、冠心病、心律失常者，如果心脏有继发心房纤颤，更容易形成血栓而造成急性脑血管病。

第二章

每天 5 分钟自我检查

人过了 35 岁以后，通常应每年检查一次血压，尤其是 45 岁以上的人，更应经常了解自己近期的血压值，改变不良的生活方式是防治心脑血管疾病的首要前提。

老人频繁咬舌快查大脑

频繁咬舌可能是脑血管病变的前兆

人老了，牙跟舌头都有点儿不听使唤了，不小心因为吃饭或者说话咬伤了舌头，应该说是在所难免的，俗话说，哪有舌头不碰牙的。可是如果老人经常不经意咬伤舌头的话，就得格外当心。

有些已经出现脑血管前期病变的病人，由于中枢神经已不灵敏，当病变发生在大脑左侧时，可能会频繁咬破右侧的舌头，而病人的自觉症状仅仅是整天头昏沉沉的。这样的病人，其实已经存在轻微的右侧中枢性面瘫，进一步做 CT 检查，还可能发现病人左侧已出现脑梗死。

很多脑梗死患者发病初期并无明显的半身不遂症状，只是出现一侧口角流涎、咬舌头、精细动作差（比如吃饭时总掉筷子）等一些不易被人察觉的轻微症状，大多数病人和家属不能给予高度警惕，因而失去了治疗的最佳时机，导致病情加重。当老人出现一侧肢体活动不利、语言不利、口眼歪斜等典型症状时，才想到去医院治疗，而此时治疗起来就比较棘手，大多会留下后遗症，甚至危及生命。

因此，病人及家属要及时捕捉身体的各种反常现象，每天花 5 分钟的时间做个身体的自我检查，哪怕只有蛛丝马迹也要及时诊疗救治，达到早预防、早知道、早治疗，这样才能最大限度地为病人争取时间,将疾病的危害降到最低点。

脑梗死如何治疗

病人若确诊为脑梗死,最重要的是预防再梗或其他类型的心脑血管病的发生。治疗的主要原则为,保持良好的生活方式和理想的血压、血脂及血糖;戒烟限酒、清淡饮食、适量运动、心理平衡;定期就诊于正规医院的神经内科,不断接受指导。

简单的脑部保健按摩

在每天的任意时间,您都可以经常做头皮操,头皮上有很多神经末梢,有些神经末梢距离大脑很近,在头皮上轻轻按摩,可刺激头皮上的神经末梢,通过神经反射,将头皮上的信息传输到大脑上,使大脑皮层的思维能力增强。

大脑是身体的主宰,大脑的功能增强了,身体各器官的功能就会增强,身体也就更加健康。经常按摩头皮,可以促进脑部血液循环,使大脑皮层的工作效率得到提高,促使身体更好地适应外界环境;经常按摩头皮,还可起到延年益寿的作用。

头皮上有很多穴位,如上星、百会、脑户、前顶、玉枕等,按摩这些穴位,不但能够防治疾病,轻柔的刺激还能起到防治神经衰弱、头痛、失眠、老年性痴呆、健忘症的作用。

具体的按摩方法如下：

脑部按摩法一。将左手或右手的五指伸开，用手指头在头皮上轻轻按摩，先前后方向按摩，再左右方向按摩，最后转圈按摩，一般 5～10 分钟即可，每天早晚各按摩 1 次。

脑部按摩法二。双手食指自然弯曲张开，从发际向后做梳理头发的动作 36 次。

脑部按摩法之三。用一只手或者双手指端由前额至后颈，有节奏地叩击 36 次。

脑部按摩法之四。先用食指按压耳屏（耳前凸起的部分），然后用两手掌心捂住两耳，并用食指、中指弹震后脑部位，连续近百次。这种按耳弹后脑的方法，可以听到"咚咚咚"的击鼓声，又被称做"鸣天鼓"，可以预防耳聋、增强听力，还可以防止头晕目眩。

小贴士：脑部按摩要科学

按摩刚开始的时候，时间不宜过长，以后可逐渐延长。按摩的力度以能承受为准，指甲必须剪短。如果自己找不准穴位的具体位置，可准备专业穴位图谱寻找穴位。

哈欠频频，小心脑卒中

老人哈欠多需提防是脑卒中信号

您是不是有这样的体会，感到疲劳时，打几个哈欠，然后感觉到疲劳感减轻。

事实上，很多人都有类似的体会，打哈欠本身是人的一种正常生理反应，人们也普遍认为这是一种很自然的生理现象，并不在意，打哈欠大多是因为睡眠不足或是大脑疲劳而引起，它实际上等于做了深呼吸，能够增加肺活量，使更多的肺泡开放，而且通过这样的深呼吸，还可以增加血液中氧气的浓度，改善脑组织缺氧的状态，有利于身体健康。

但是对于中老年人，特别是患有高血压、高血脂、糖尿病、肥胖等易发生脑卒中的高危人群，在不明原因的情况下，频频出现打哈欠的现象就可能不是正常的生理反应，而是脑卒中的一种先兆征象，应提高警惕。

大约有 50%～60% 的脑卒中患者在发病前的 1 周内，都曾出现过不同程度哈欠连天的现象。其原因是脑卒中患者在发病前，由于动脉粥样硬化、脑血管狭窄、微小血栓形成，导致流向大脑的血液减少，而引起大脑缺血缺氧，脑组织对缺氧又非常敏感，脑缺氧后会反射性地引起哈欠增多。尤其是在冬季，天气寒冷，血管易发生痉挛性收缩，使血液循环的阻力加大，血流速度减慢，血小板容易凝结形成血栓，从而更增加了脑卒中发生的可能性。

因此，当您出现不明原因的哈欠连天时，可能预示着脑卒中将在近期发生，这时应该马上去医院就诊。

脑卒中的其他信号

老年人出现这些情况也要警惕发生脑卒中：

第一，脸部或手脚的一侧突然感到麻木，或者手脚软弱无力歪斜，流口水；

第二，说话突然出现困难，或者听不懂别人说话的意思，视力突然出现暂时性的模糊，或者看不见东西；

第三，身体突然感到眩晕，摆晃不稳，甚至摔倒；

第四，无法解释的头痛，或者没有明显原因的嗜睡。

脑卒中也是生活方式病

脑卒中是老年人常见的心血管疾病，来势凶猛，变化迅速。脑卒中疾病的发生很大部分与生活方式不当有关。

我们来看看是哪些生活习惯导致的脑卒中：

（1）饮食不节

现代人偏好高脂饮食，或是食量过大，热量在体内以脂肪形式积存，久之发胖，血脂增高，又过多摄入食盐、糖类、吸烟、酗酒，促使产生动脉粥样硬化、高血压病、冠心病、糖尿病，如遇"七情内伤"就可能诱发脑卒中。所以，应减少烹调用盐及含盐高的调料，少食各种咸菜及盐腌食品，适当增加豆制品、牛奶、淡水鱼等含胆固醇较低的食物，增加水果和新鲜蔬菜等，使每日饮食中钠盐的摄入量低于 6 克，脂肪含量不应超过 300 克。

（2）吸烟嗜酒

吸烟对人体的危害是众所周知的，吸烟在脑梗死的危险因素中占第 1 位，其可使肾上腺素分泌增加，促进血小板聚集，易致动脉粥样硬化引发脑卒中。如果已养成吸烟嗜好，最好尽早戒掉。长期饮酒不仅可使血压水平提高，且可改变血液中的某些成分，如血小板、红细胞、纤维蛋白原等，这些血液成分的改变，对促使脑血管病的发生和发展有一定的作用。饮酒还可引起心律失常和心壁运动异常，刺激脑血管平滑肌，使血管收缩、痉挛，血流量降低。过度饮酒还会造成酒精肝硬化，过量饮酒会增加患高血压病、脑卒中的危险，甚至猝死于酒桌上。

（3）疲累、情绪不佳、生活不规律

思虑过度，则可导致气结于中，中焦气滞，胃纳呆滞，脘腹痞塞，腹胀便溏；也可耗伤心血，使心血失养而致心悸，怔忡、失眠、健忘、多梦等病症。

脑卒中的预防及治疗

有些脑卒中的危险因素是不能改变的，如年龄、种族、有脑卒中家族史等，但通过生活方式的改变可以降低首次脑卒中和再发脑卒中的风险，老年人应该坚持以下的生活方式：

（1）生活规律，坚持锻炼

老年人的生活要有规律，做到起居有常，注意劳逸结合，重视体育锻炼。体育锻炼贵在坚持，切不可三天打鱼两天晒网，体育锻炼的形式可根据自己的身体条件和环境来选定，慢跑、散步、太极拳均可。长期户外体育活动，可促进气血流通，增强对季节交替的适应性。

（2）饮食清淡，搭配合理

饮食以清淡为宜，不宜过食肥甘、滋腻厚味之品，尽量减少高脂血症的发生，推迟脑动脉硬化的形成对预防脑卒中大有好处。宜吃热量高和营养丰富的食物，如瘦肉、鸡、鱼、乳类及豆制品，少吃油腻食物，禁忌烟酒，饮食原则是低淀粉、低脂肪、低盐、高纤维、高矿物质。主食以五谷杂粮蔬菜为主，多吃粗制米面，因为其含有丰富的无机盐和维生素，有助于防止脑卒中的发生，特别是在冬季。

（3）心胸豁达，情绪稳定

老年人一定要心胸豁达，保持情绪稳定，切忌狂喜、暴怒、忧郁、悲伤、恐惧和受惊，保持"拿得起放得下"的心态。遇事冷静对待，泰然处之，千万不要操之过急，招致不良后果。谨防过度疲劳。极度愤怒或紧张都可诱发脑卒中，因此，要注意保持乐观愉快的心情。

老年人一旦发现自己的身体出现了脑卒中的先兆，应及时去医院检查，但是过度紧张亦不可取，只会加大脑卒中危险，你越是担心它，整日惶惶不安，它就越可能发生。这时要进行自我心理调控，转移注意力，改善精神和身体的状况，从而预防脑卒中的发生。

可在医院医生的指导下，口服小剂量阿司匹林，以降低红细胞、血小板的聚集性，防止血栓形成。或者在医生的指导下，口服一些纯中药制剂，如脑心清，它里面含有的黄酮甙等有效成分能迅速溶解栓体，清除管壁沉积物，疏通血管、恢复血液流通；脑心清中的胆碱可以使血管柔软，提高血流速度；脑心清中有效成分将血液中脂类物质逐步清理出血管，对血液降稠降黏降聚，减少和消除疾病复发的可能。在日常生活中，保持情绪稳定，戒烟限酒，饮食宜清淡，并注意防寒保暖。

有脑卒中信号的病人应看急诊

很多人忽视脑卒中前身体出现的一系列警报信号，实际上老人或家人通过身体自我检查，发现警报信号后，应在6小时内看急诊并立即治疗，才能控制大脑损伤，赢得极为宝贵的时间，否则将会耽误早期的有效治疗。

小贴士：凉开水泡绿茶能防脑卒中

先将凉开水准备好，取新鲜绿茶10克用凉开水浸泡，3小时后服用。然后再添加凉开水，直至将茶叶泡至无味为止。

由于绿茶内含有多种黄酮类抗氧化物质，能抵抗过度氧化的炎症反应，是一种理想的天然降糖饮品。不仅如此，绿茶内还含有茶多酚，可增加毛细血管韧性，防治毛细血管破裂出血，茶叶中的单宁酸可降低胆固醇，预防动脉硬化和脑卒中。

反复呛咳可能是脑卒中先兆

反复呛咳不正常

喝水被呛着了，咳得面色通红，怎么那么不小心呢？下次一定要小心，下次，又被呛着了，如果这种问题反复出现，那就有点不对劲了。喝水反复呛咳是短暂性脑缺血发作的表现，是由于局部脑组织供血不足引起的。

短暂性脑缺血发作时，患者除了表现出反复呛咳的症状外，还会出现单侧肢体麻木、一过性失语、短暂性面瘫、吞咽困难、走路不稳等症状。此病在发作时有三种较特别的表现，第一是可逆性，病人的症状在 24 小时内会完全缓解；第二是刻板性，每次症状发作时症状基本一样；第三是反复性，并且没有时间规律。

不及时治疗后果很严重

出现短暂性脑缺血的患者若不及时治疗，约 1/3 的病人在 3 年内会诱发脑卒中，因此，一旦发现，就应及时到医院接受专科医生的治疗。

短暂性脑缺血的治疗以预防反复发作为主，要针对发病的危险因素进行预防。患有高血压、糖尿病、高血脂、高黏血病的患者主要以降压、降糖、降脂等原发病的治疗为主。另外，患者平时可遵医嘱服用一些抗血小板、抗凝、扩张血管以及活血化瘀的药物，如阿司匹林、复方丹参片、三七制剂、脑心清片等。如果部分患者经血管造影、核磁共振等检查发现血管有中度以上狭窄时，可进行支架植入等治疗，病人的症状可得到迅速控制。

预防胜过治疗

除了年龄、种族、有脑卒中家族史等因素外，此病多发于患高血压、高血脂、糖尿病等疾病的老年人，而这几种疾病被命名为"富贵病"，是由于生活水平提高后，一些人的饮食不节制而造成的，只要在日常生活中注意饮食清淡、合理搭配，该病的发病率就会大大降低，与其事后治病，不如提前预防！

小贴士：前兆患者可以按照预防量服用药物

根据仪器的检测和医生的诊断，确认患者已出现脑血栓和脑栓塞的各项症状时，患者绝不能掉以轻心，要及时服用脑心清等药物以防不测。脑心清要按疗程服用，每疗程六盒。第一个疗程会使大部分患者症状明显减轻，第二个疗程会使大部分患者症状消失，第三个疗程起到加强和巩固的疗效。部分患者需根据医嘱增加服用，同时建议每年的秋冬季节服用2～3个疗程。

黄色瘤：高血脂的信号

黄色瘤是什么

身上突然长出了豌豆大的包块，摸起来软软的，不痛不痒，您不加注意，身体的其他部位又陆陆续续长出十几个这种包块，您开始惊慌了，是得癌症扩散到全身了吗？不要过分担心，这是您的身体通过这些黄色瘤向您发出警报了。

黄色瘤，是一种少见的脂类代谢性疾病，由于含有脂类的细胞在真皮或皮下组织内聚集，常在皮肤表面形成黄色的瘤状损害，因其颜色多为黄色、橘黄或棕红色，故名黄色瘤。它是人体血脂明显升高的一个信号。

调脂，将"无声杀手"消灭于无形

高血脂症被喻为"无声杀手"，因为它是心脑血管病的主要危险因素，大部分高脂血症患者虽然本身症状并不明显，但其心脑血管可悄悄地受损而逐渐硬化，最终会导致冠心病和脑卒中等动脉粥样硬化性疾病。

高脂血症大部分是由机体代谢异常导致，为了避免发生冠心病、脑卒中这样的疾病，应长期坚持调节血脂，也就是说调脂疗法为终身治疗。

您可以在医生指导下，根据血脂异常的情况选择有确切疗效的调脂药物，长期坚持，并定期复查血脂，摸索最适合自己的用药剂量。

调脂药物有很多，您应该选择通过循证医学验证的有肯定疗效的药物。20 多年来，西方国家已经进行了大量调脂药物循证医学研究。在这些研究中已经肯定证实"他汀类"药物具有良好的疗效和安全性，对于胆固醇增高的病人，长期应用"他汀类"药物，不仅可以调节血脂，而且还能够显著降低心血管病发病率、病死率及总病死率。

"洗血"降脂不能作为常规疗法

"洗血"疗法源于 20 世纪 80 年代，国外主要用于治疗严重家族性高脂血症的患者，脑梗死在 48 小时以内的患者，以及血脂极度异常升高、确需快速降脂者，同时又无其他更强效而安全的治疗办法。故"洗血"疗法只能视为一种没有办法时的办法。

降脂的最终目的还是要通过有效地控制和改善血脂水平，进而减少冠心病的发病。而"洗血"对降低血脂及胆固醇只有一时的效果，由于高血脂属于慢性代谢性疾病，血脂的产生是不断反复的，想要靠一两次"洗血"来改善不良的代谢状况是难以如愿的。此外，药物（如"他汀类"药物、复方丹参片、脑心清片等）降脂时，其作用不仅是降脂，还有抗动脉硬化、抗血小板聚集、稳定动脉斑块等作用。因此，从循证医学的角度，"洗血"能否达到降血脂防治冠心病的最终目的还缺乏有说服力的临床评价，何况"洗血"还要承担着血液成分被破坏、营养丢失、机体被感染等诸多风险，以及经济上的额外负担。因此，"洗血"疗法必须严格把关，尽量不用。

中药保健

可选用绞股蓝总甙片和小剂量的复方丹参片同时服用。具体服法是绞股蓝总甙片1次2～3片，1日3次，复方丹参片1次3片，1日3次，即可有效降低甘油三酯和胆固醇，防止今后动脉粥样硬化的发生和脂肪肝的形成。

饮食运动预防高血脂

对高血脂而言，膳食不合理是"罪魁祸首"，现在人压力大，没时间运动，酒桌上的应酬，不规律的饮食导致高血脂如影随形。

不过，由高血脂引发的心脑血管疾病是能预防的，如胆固醇每降低1％，冠心病危险就降低2％。

预防高血脂要在18岁前就养成良好的生活习惯，强化预防在40岁左右，到50岁可能为时已晚。

从预防角度来说，没必要太节制，但至少要做到"饭吃八成饱，日行万步路"。

所谓"饭吃八成饱"，更多强调的是以水果和蔬菜为主，少吃盐。如果发现血脂有升高迹象，则要马上从饮食上"寻根"——少吃肥肉，喝低脂牛奶，拒绝黄油等高热量食品。每日胆固醇摄取应低于 300 毫克，相当于一个鸡蛋的胆固醇含量，血脂高的人应多吃豆制品和黑木耳，少吃内脏、鱼子等。

"日行万步路"则强调运动，尤其是有氧运动，包括快步走、慢跑、游泳、扭秧歌等。每天锻炼 1 次，每次至少 30 分钟。如快走则尽量在 30 分钟内走够 1000 步。

小贴士：定期常规化验血脂

现在虽然人们一般都知道高血脂对健康的危害，但很多人对自己的血脂状况还是缺乏清楚的认识。血脂不正常是既看不见也摸不着的，部分血脂异常的人会出现"黄色瘤"，但很多人却没有任何不正常的迹象，通常需要抽血化验才能做出判断。

如果您不明确自己的血脂状况，或怀疑自己出现高血脂情况，只要您是 20 岁以上的成年人，最好每 5 年常规化验 1 次血脂。如果您家族中有高脂血症，或早发冠心病病史，那您家里的儿童也应定期化验血脂，当然最好是化验血脂全套。

高血脂必须早发现、早治疗，否则后果不堪设想。

高血压患者鼻出血很危险

高血压与鼻出血

急性鼻出血是高血压病人的常见并发症之一，多见于中老年人，青年人也时有发生。出血多为单侧，也可为双侧，可间断反复出血，也可持续出血。出血量多少不一，轻者仅少量出血，重者可发生失血性休克，表现为面色苍白，全身出汗，四肢冰冷，也有的可因大出血发生窒息，而危及生命。

这是由于患有高血压的病人，血浆中低密度脂蛋白浓度增高，这种脂蛋白是形成动脉硬化的主要因素，它可以随血液循环最终在小动脉壁上形成粟粒样动脉瘤，这些小动脉瘤容易破裂出血，再加上鼻腔中血管丰富，管壁薄，容易发生出血，因此，当病人血压骤然升高时，脑内动脉尚未破裂之前，鼻腔内血管可先行破裂发生鼻出血。

如果您是一名高血压患者，您的鼻子出现了大量出血的情况，应立即去医院检查眼底、尿液，了解眼底及肾脏是否出血，因为发生鼻出血后，半年之内有可能发生脑出血的危险，而上述变化对您来说并没有什么感觉，因此，一定不可对鼻出血的现象等闲视之。

高血压患者鼻出血后的处理

高血压病人发生鼻出血后，应注意以下几点：

（1）避免精神紧张

鼻出血并不可怕，即使大量出血也可以被止住，重要的是不能慌张，不少鼻出血患者，多在惊吓，愤怒等情绪异常的情况下发生，但鼻出血可以缓冲血压，防止其他内脏出血，特别是防止脑出血，从这一点上看，只要出血量不多，并非坏事。

（2）局部止血

病人取坐位，头稍后仰，用毛巾浸透冷水后敷前额和鼻部，使局部血管收缩止血，并同时用手指紧捏两侧鼻翼10～15分钟。如松指后仍出血不止，可用浸有1％麻黄素生理盐水或0.1％肾上腺素的棉片，塞入鼻腔止血。

（3）降低血压

务必使血压缓慢下降，以防降压过快而导致内脏供血不足，血流缓慢，形成血栓而发生心绞痛、肾功能损害、缺血性脑卒中。

（4）病情危重需立即送医院

出血量较多，病情危重时，应立即送医院请医生采用烧灼、冷冻或纱布填塞等治疗。

如何预防高血压患者鼻出血

要预防高血压性鼻出血，应注意以下4点：

（1）您和您的家人应注意监测血压

控制好血压，尤其在疲劳、受凉感冒、气温变化较大时，更应注意监测血压，防止血压过度波动。

（2）合理饮食

高血压患者应尽量少吃油炸食品，多吃新鲜蔬果，尽量少饮白酒，不要食用过多温燥滋补品。

（3）不要过度屏气

尽量少做屏气动作（如吹喇叭等），便秘者应及早治疗，以防过度屏气导致鼻腔血管破裂。

（4）慎用药物

慎用有升压作用的药物，如呋麻滴鼻液等，以防血压升高导致鼻腔血管破裂出血。

小贴士：高血压须引起重视

人过了 35 岁以后，通常应每年检查一次血压，尤其是 45 岁以上的人，更应经常了解自己近期的血压值，改变不良的生活方式是防治心脑血管疾病的首要前提。高血压患者要坚持长期降压治疗。高血压患者只要坚持 10 年以上的减压治疗，同时控制吸烟、高血脂、高血糖等危险因素，心脑血管疾病的发生率和死亡率可分别降低 60% 和 31%。

下肢肿胀可能是静脉栓塞

腿又肿又痛？谨防静脉栓塞

生活中这样的感觉不乏其例：您自己或父母或亲友常

抱怨为何腿脚老感到发冷、麻木，走路时还时不时会出现"一翘一翘"的情况，或者有时路走多了整个臀部和下肢常会酸胀、乏力和疼痛。随着病情的发展，常常即使不走动的静态下也会出现下肢脚肿、疼痛的情况，在夜间尤其剧烈。

下肢肿胀疼痛可能是下肢静脉血栓的最早期症状，但遗憾的是，以往由于人们对其缺乏正确的认识，根本不知道自己患了病，也不知道该不该去看医生，更不知道要看什么科，以至于很多病人都是到了双腿溃烂时才到医院就诊，但此时已错过了最好的治疗时机。

下肢静脉栓塞多发于有肥胖、高胆固醇以及糖尿病和肿瘤的患者，这种情况如果不能得到及时有效的诊断和治疗，部分患者的血栓可以随着血流跑到肺部血管，造成肺动脉血管堵塞，即肺栓塞，可以导致猝死。

静脉栓塞的早期信号

每天进行5分钟的身体自我检查，一旦发现自己出现以下几种情况之一，应及时到医院检查，排除下肢深静脉血栓：

①突发的单侧下肢肿胀、疼痛；②小腿局部有硬块，压痛；③短时间内小腿足踝区皮肤颜色变深；④小腿水肿，晨轻晚重；⑤小腿溃疡不易愈合；⑥近期发生的活动后胸闷气短，尤其是发生在乘交通工具长途旅行、长时间

卧床、下肢外伤后等情况时更要提高警惕。

小贴士：对下肢肿胀现象不可掉以轻心

在遇到下肢肿胀等情况时，您切不可掉以轻心。有人以为按摩能消肿，实际上如果是因为静脉血栓引起的脚肿，按摩不仅无法消肿，反而会让血栓松动，引起肺动脉栓塞。另外，还要防止长时间肢体不活动，乘飞机、火车时也要注意活动下肢。

头痛别忘看鼻科

头痛，居然是鼻腔疾病

头痛是一种常见病，几乎每个人都经历过，"头痛医头、脚痛医脚"的理论虽然被证实为不科学，可是每个人在自己头痛的时候，最容易想到的，应该是头部有疾患。

事实上，由鼻腔疾病引发的头痛很常见：

一种是合并有鼻部症状的头痛，如鼻塞、多涕及鼻出血等，很多患者往往合并嗅觉减退。这类患者往往能及时到耳鼻喉科就诊，经常规检查往往能发现患有鼻中隔偏曲、鼻窦炎、鼻息肉等。

另一种是无鼻部症状的头痛，很容易忽视到耳鼻喉科就诊，致使长期治疗效果不佳。

如果您常年头痛，去医院内科做过多次检查，在内科检查及药物治疗效果欠佳的情况下，要警惕是否为鼻腔疾病所致。

警惕，头痛可能是重大疾病的信号

头痛往往可能暗示严重的疾病，如果您的头痛带有下列症状，应引起警惕，尽快去医院检查。

第一，您已年过 40，而且在这之前，从未发生过反复性的头痛。

第二，头痛的部位不同。

第三，头痛愈来愈剧烈，愈来愈频繁。

第四，头痛的原因不明，和往常痛感不同。

第五，头痛伴有神经方面的症状，例如麻痹、头晕、视线模糊、或丧失记忆。

第六，头痛和其他毛病或疼痛同时出现。

引发头痛的 8 大原因

紧张、疲倦、过量饮酒、过热或曾在充满烟雾的环境中逗留，这些因素都可能会导致头痛，但这种头痛不是疾病的征兆，几个小时后便自然消失。持续 24 小时以上的严重头痛或头痛次数频繁就较为严重，应马上请医生诊治。

（1）鼻腔疾病

鼻塞、多涕及鼻出血，患者需在温暖和湿度适中的环境中休息，并服用阿司匹林消除不适。如在 48 小时后仍无好转，要去就诊。

（2）脑挫伤

脑挫伤或比较严重的损伤可以引起头痛，应去就诊。一般头痛无须治疗，医生可能会指导服用市售的止痛剂以减轻疼痛，如怀疑有某些内伤，则需进一步的检查。

（3）颈部肌肉疲劳

为防止颈部肌肉疲劳，不要以不良坐姿或在光线不充足时阅读，定时休息和放松也是有益的。

（4）紧张性头痛

紧张性头痛是偏头痛的一种。特别是寒热交替之际，气温反复无常，气候的刺激使人体的脑血管供血发生异常，引起脑血管痉挛，从而导致头痛。

（5）药物副作用

某些药物的副作用可以引起头痛。

（6）急性青光眼

急性青光眼是一种由于眼水过多而致眼内压力增加的疾病，特别是 40 岁以上的人群，更有可能得了此病。如确诊，医生可能会给予滴眼药及利尿药。一旦眼压恢复正常，有时还需做手术，以防止此病复发。

（7）颞动脉炎

这是头部动脉炎症，必须紧急治疗，以防此病影响视力。医生可能给予消炎药物，可能还须定期做血液检查以监察疗效。

（8）周期性偏头痛

这是一种复发性的严重头痛，通常发生在头一侧，各种不同的因素可诱发此病，应去就诊。

小贴士：运动防头痛要谨慎

运动是预防头痛的有效方法之一，因为运动可帮助您排解紧张与压力。如果头痛的情形不太严重，运动可以帮助您消除，但若头痛剧烈，切勿运动，以免情况更糟，尤其是偏头痛患者。

如何早期发现心衰

心衰，身体会以怎样的形式报警

咳嗽久治不愈，痰液白且黏，胸闷气短，活动后呼吸困难加重、症状持续半小时以上不缓解，心率及呼吸频率增快，喉中有哮鸣音，夜间不能平卧（因胸闷或憋气）而需要将枕头垫高，半夜憋醒需坐起方可缓解，尿量偏少，食欲减退，有时有轻度恶心，双下肢浮肿等，如果您的身体出现了这些症状，不要小视，极有可能是心力衰竭的早期症状。

什么原因引发了心衰

心力衰竭（心衰）是指各种心脏疾病发展到一定阶

段，心肌收缩和舒张功能降低，不能正常排血以满足身体各部的需要。许多疾病都会累及心脏，最终可能导致心肌受损而发生心力衰竭。

老年人心衰最常见的病因是冠心病和高血压，其次是老年钙化性心脏瓣膜病、心肌淀粉样变性、心肌病、肺心病、风湿性心脏病等，并常有两种以上病因并存。心衰发作一般都有诱因，最常见的诱因是呼吸道感染，尤其是肺炎，其次是心肌缺血、过度劳累、情绪激动、心律失常和输液过多过快等。

由于早期心力衰竭的症状较为隐蔽，因此有相当数量的老年心衰患者被误认为是呼吸道疾病而长期服用祛痰、止咳、消炎药治疗，部分病人则按哮喘病医治。岂知心力衰竭属于重症，如不及时发现并进行合理的治疗，将会威胁患者的生命安全。

因此，老年人一旦在每天 5 分钟的身体自检中发现自己出现以上症状时就应高度警惕并及早去专科医院诊治。

怎样预防心衰

减少并预防心力衰竭的发生，需要做到以下几点：

（1）饮食合理

不要吃过于油腻的东西，比如带鱼、蛋黄以及动物内脏和肥肉等，高脂饮食是引起"三高"（高血糖、高血压、高血脂）症的重要因素，要尽量避免。

（2）注意休息，加强锻炼

适当休息，不要太过疲累，如果睡眠不好，可在医生指导下服用适量的镇静药和安眠药；每星期要进行2～3次、每次30分钟的有氧运动，这对于防止冠心病大有裨益。

（3）心情愉悦

心情方面要愉快而不过分激动，若是动不动就与他人争执、争强好胜、容易生气等都会导致病情恶化。

（4）御寒保暖

要注意保暖，避免感冒，出现发烧、贫血、甲亢等疾病，一定要及时到医院就诊，做到早发现、早诊断、早治疗，不要讳疾忌医。

小贴士：心衰患者要控制饮水、适当运动

心衰主要是心脏的泵血有问题，如果喝水过多就会增加心脏的负担，因此心衰患者一定要控制饮水量，发现水喝多了，要吃点利尿剂，把水排出去。

心衰患者可以适当地运动，循序渐进。重症心衰患者，开始先在床边坐一下，然后扶着床沿走几步，再走到屋子门口，直至慢慢走上大街，走向公园，去参加运动。

老人贫血也要认真对待

贫血可能是心血管疾病的引子

贫血和心血管疾病都是老年人的常见病，但人们对它们的态度却截然不同：一旦出现心血管疾病，很多人就提心吊胆，赶紧治疗；而出现贫血，很多人却不以为然，最多也就是吃吃补药。殊不知，贫血很可能就是让他们害怕的心血管疾病的"引子"。

有很多老年人就是因为出现贫血没有及时治疗，导致心绞痛、心律失常的发生。这是因为发生贫血后，血液中红细胞数量及血红蛋白含量明显减少，红细胞携氧能力大幅度下降，引起全身组织器官缺氧，大大加重了心脏的负担。同时，贫血也使心脏自身的供血下降，进一步导致心脏缺氧。对于本身已有冠心病、冠状动脉硬化的老年人，影响更大。如果贫血进一步发展，心脏负担的加重就会形成恶性循环，随时可能促发心绞痛、心律失常，严重时会引起心力衰竭甚至猝死。

诱发贫血的原因

贫血多由偏食或营养不良引起，但对于老年人来说，一些疾病也会引起贫血，如慢性胃肠道疾病、肿瘤、慢性肾功能衰竭、慢性结核病、失血（痔疮连续出血、中年女性月经量过多、子宫肌瘤等）。

如果是其他疾病引起的贫血，要针对原发病进行治疗，而对于饮食原因引起的贫血，要多吃含铁量高的食物，主要是瘦肉和蛋类等动物性食品。

贫血治疗宜早不宜晚

为了避免贫血对身体造成不可挽回的后果，当出现乏力，容易疲劳，活动量大时心悸、头晕，面色、手指甲、嘴唇苍白等早期的贫血症状时就要及时到医院检查，如确诊是贫血应在医生的指导下进行治疗。

老年人贫血除了查血色素，还要查大便潜血。对于出现进行性贫血的老年人，要尽早做细致的全身检查，包括肺部、胃肠道、血液、泌尿生殖系统等方面的检查，以便发现贫血的病因，及时对症治疗。

贫血食疗方

如果排除其他疾病原因引起的贫血而单纯是饮食原因引起的，老人可以通过以下几款药膳来防治贫血。

（1）红枣粥

红枣 50 克，大米 100 克，水适量，红枣、大米洗净，放入锅内，加水煮熬成粥即可。常服食。

（2）大枣羊骨粥

羊前腿骨 1～2 根（捣破），大枣 20 枚，糯米 50～100克，以小火煮成稀饭，加少许食盐调味，分次食用。适用于再生不良性贫血，血小板减少性紫斑症。

（3）阿胶粥

糯米100克，洗净入锅煮熟，加入阿胶适量。待溶化后，加红糖少许即可食用。

（4）龙眼肉莲子粥

龙眼肉5克，莲子肉10克，大米100克，同煮粥食。

（5）人参枸杞子酒

人参20克，枸杞350克，熟地100克，冰糖400克，白酒10公斤，将人参烘烤切片，枸杞除去杂质，用纱布袋装上扎口备用，冰糖放入锅中，用适量水加热溶化并煮沸，待至色黄时趁热用纱布过滤去渣备用，白酒装入酒坛内，将装有人参、枸杞的布袋放入酒中加盖密闭浸泡10～15天，每日搅拌1次，泡至药味尽淡，取出药袋，用细布滤除沉淀物，加入冰糖搅匀，再静置过滤，澄明即成。饮用时，可根据自己的酒量，每次饮10～20克。

（6）当归火锅

鱼肉400克切片，冻豆腐或豆腐3块切成小块，白菜酌量、水发香菇5朵切成丝，先将鸡汤4～5碗放入大锅内，并将切好的当归100克全部放入汤内，大火煮开，再改用普通火约煮20分钟。使当归的药效成分煮出来，如汤煮得少了可以添汤。然后加酱油等调味，再将肉片、豆腐及香菇等下锅，稍煮后将白菜放入，锅开即可食用。

（7）红枣黑木耳汤

红枣10枚，黑木耳10克，丹参5克，以温水泡发洗净，加适量冰糖和水，隔水蒸 1 小时。分次服用，每日早晚 2 次。

小贴士：不可盲目补铁治贫血

治疗贫血的一个重要原则是要有针对性，盲目补铁是贫血患者最常见的错误，如果您患的并非缺铁性贫血，那么补铁过多，有可能导致您体内铁负荷超标，引发肝硬化、糖尿病、心脏病等疾病，并会使肝肿瘤的发病率明显提高。

尤其需要注意的是，如果您是肝炎、急慢性肠道炎症、胰腺炎、严重的肝肾功能衰退的患者，一定不能服用补铁剂，否则会加重原发病情。

冠心病危险腿上可发现

没有症状不等于没有风险

"人老腿先老"，但许多"腿老"也即腿疼的人在骨科或是风湿科却查不出毛病。许多人腿疼是由下肢动脉硬化造成的。在我国 65 岁以上的人中，5 个人中就有 1 人发生下肢动脉硬化，但出现跛行或类似心绞痛症状的人只占一小部分，大部分人都没有症状。事实上，在下肢动脉硬化的患者中有 75％的人最后死于心肌梗死、脑梗死这类心脑血管病。

因此，没有症状不等于没有风险，如演员古月、相声艺术家侯耀文等事先毫无症状，首次发病即心梗猝死，这样的冠心病患者，在男性中占了 60％，在女性中占了 40％。这就是说，如果等到发病时再实施救治，那么有将近一半的人已失去了机会。对此，有效的预防措施就是对动脉狭窄程度及硬化程度进行早期检测，即利用检测踝臂指数（ABI）及脉搏波传导速度（PWV）指数来测出血管病变程度。

传统测量血压的方法是在胳膊上进行。ABI 是下肢血压与上肢血压的比值，它不仅要求测量胳膊的血压，还要测量腿部的血压。ABI 反映动脉血管狭窄及硬化的情况，ABI 异常的人，需要采取降压、降脂等与冠心病相同的预防措施。PWV 数值则是心脏动脉、脑动脉这类大动脉硬化程度的指标。检测 ABI 和 PWV 是通过特定的"动脉硬化测定仪"来进行的，该检测方法具有检测速度快、无创伤、操作简便、准确灵敏等特点，可以取代导管创伤性的检测，冠心病、脑卒中、糖尿病、高血压、代谢综合征和高脂血症患者和具有多种冠心病危险因素的人群都应该常规进行动脉硬化早期检测。

冠心病的自我诊断

如果您曾经出现过下面几种情况中的任意一种，需谨慎：

第一，停止体力活动 10 分钟，还无法开始恢复正常的状态。

第二，在做了一种剧烈运动后，心脏剧烈跳动持续 10 分钟。

第三，做了一种剧烈的运动后，一整天都有疲倦感。

第四，白天活动剧烈，晚上无法安眠。

第五，停止某种体力活动，仍然继续感到呼吸急促，达 10～15 分钟之久。

吃出来的冠心病

冠心病是中老年人常见的一种心血管疾病。是由于冠状动脉功能性改变或器质性病变引起的冠脉血流和心肌需求之间不平衡而导致的心肌损害。主要是因为供应心肌营养物质的血管——冠状动脉发生了粥样硬化。主要表现为心绞痛、心律失常、心力衰竭，可能猝死。

冠心病发病是多因素造成的，但饮食乃最主要因素之一。

造成冠心病的饮食因素是：

（1）胆固醇

在蛋黄，动物的脑子、内脏及某些贝壳类中胆固醇的含量较高，长期过量地食用这些食物会造成平衡失调而堆积在组织，尤其是动脉壁中，终于导致动脉粥样硬化与冠心病。

（2）脂肪

其中主要是动物油，含有较多的饱和脂肪酸，多食动物油也会促进冠心病的形成。

（3）碳水化合物

如蔗糖、果糖等，对血甘油三酯含量有一定影响，特别是某些肥胖者，当糖类用量增加，冠心病发病率也增高。

（4）蛋白质

动物蛋白可使血胆固醇含量增高，而植物性蛋白（如大豆蛋白）则相反。

（5）水质硬度

水质与冠心病发病率也有关系，硬水含较多的钙、镁离子，而软水则少。因此多饮硬水（尤其是矿泉水）对预防冠心病有好处。

如果您是一名心血管疾病患者，那么，您的饮食宜清淡，要多食易消化的食物，吃足够的蔬菜和水果。少食多餐，晚餐量要少。如果您身体较为肥胖，应控制摄食量，以减轻心脏负担。宜食含维生素 E 丰富的食物，如麦胚油、玉米油、花生油、芝麻油及莴笋叶、奶类等。

小贴士：冠心病的治疗不可能一蹴而就，中药长期治疗更有优势

冠心病的预防和治疗都是长期性的，要从多个方面，多种办法着手。从易患因素着手，防止动脉粥样硬化形成。具体措施是：合理饮食，避免肥胖和超重；保持血压正常稳定；维持血脂正常，防治高脂血症；避免精神紧张，保持心情舒畅；加强体育锻炼；戒烟少酒。

在控制易患因素的基础上防止心绞痛的发作和心肌梗死的发生。具体措施是：避免冠心病发作的诱因，如饱餐、大量饮酒、过劳、精神紧张、情绪激动、突然的寒冷刺激等。纠正贫血或红细胞过多，避免发生脱水、感染或缺氧等情况。应用扩张冠脉药物，以防止心绞痛发作。应用抗凝药物，保证正常血液黏稠度。警惕心肌梗死前的先兆症状并及时处理。

中药长期防治有独特优势。冠心病在中医里属于厥心痛、心胃痛、胸痹等范畴，常用活血化瘀药、芳香开窍药来治疗。复方丹参片是活血化淤、理气止痛的中成药，其主要成分丹参、三七、冰片都是防治心血管疾病的最佳药材。复方丹参片临床应用于冠心病、心绞痛等心血管疾病的治疗，已被证实具有高效、安全、毒副作用小等特点，长期使用疗效明显且稳定，不产生耐药性，现已成为国内心血管市场上的主导产品之一。

降脂、降黏、降压是有效预防和治疗冠心病的根本途径。脑心清中有效成分可溶解分化冠状动脉血管壁上的粥样硬化斑块，疏通冠状动脉。并可将血液中的脂类物质清除出血管，显著降低血液黏稠度，稀释血液，从根本上消除了冠状动脉粥样硬化的危险。同时，脑心清能够使血压平稳，减轻患者的病症。对于心绞痛发病的患者，应先服用急救药物缓解症状。

对于冠心病的发生初期和发展期，建议服用脑心清1～3个疗程，若患者已处于冠心病发作期，应适量加服，直至康复。对于心绞痛发病的患者，要在服用急救药物和镇痛药物的同时服用脑心清3～5个疗程，并在秋冬换季时加服2～3个疗程。

夜尿多要防慢性心衰

捕捉慢性心衰的蛛丝马迹

有多年高血压和得过心梗的中老年人，是慢性心衰的高发人群。然而，在很多情况下，慢性心衰的一些症状，没有引起人们的重视，或者被其他疾病所掩盖，发病前征兆不明显。有些人头天晚上还好好的，第二天早上却死在了床上。难道慢性心衰不能早发现吗？

其实不是这样，只要日常生活中多加注意，就能发现慢性心衰的"蛛丝马迹"。比如中老年人若是出现夜尿多的情况，一定要提高警惕，这可能是慢性心衰的表现之一。

为什么慢性心衰患者会出现夜尿多的症状呢？因为慢性心衰会导致心脏功能不全，心肌收缩力减弱，白天活动量大，交感神经兴奋，肾脏血液灌流不足，导致白天尿量少；而晚上躺平后，心脏负荷相对减轻，心排血量会增加，肾灌注血量也增加，夜尿就会明显增多。

夜尿多也许不是前列腺惹的祸

有时候，男性患前列腺增生时也会有夜尿多的症状。当发生夜尿多的情况时，很多人以为是前列腺增生"惹的祸"，没有意识到心脏这个"发动机"出了问题。其实两者也是比较好区分的：前列腺增生导致的夜尿增多，病人一般晚上要起夜两三次，还伴有尿频、排尿困难等症状，而且白天没有尿少的情况；而慢性心衰患者则表现为白天尿量少，晚上尿量多。此外，慢性心衰最重要的一个表现是呼吸困难，比如上楼时呼吸困难，正常人能做的事，慢性心衰的病人一做就气喘吁吁；晚上睡觉躺不平，躺平了就容易憋醒。对于夜尿多，特别是同时伴有呼吸困难的患者，一定要及时去医院检查。

确诊慢性心衰并不困难，只要去医院做一个心脏彩超一般就能确诊。只要早发现、早治疗，延缓慢性心衰发展到中晚期，就能显著减少慢性心衰引起的猝死。

慢性心衰的常见症状

根据心衰开始发生的部位与瘀血的部位，慢性心衰又分为左心衰、右心衰和全心衰。以左心衰开始较多见，以后导致右心衰，单独右心衰少见，常见的症状有以下2种：

（1）呼吸困难

呼吸困难是左心衰时最早出现和最重要的症状，表现为：

第一，劳累后呼吸困难。开始多在剧烈活动或劳动后出现，逐渐发展到轻体力劳动，甚至休息时也发生；

第二，端坐呼吸。平卧时呼吸极度困难，必须高枕、半卧或坐起；

第三，阵发性夜间呼吸困难。多在夜间熟睡后1~2小时发生。因胸闷、气急而突然惊醒，必须立即坐起。咳嗽频繁，并可伴哮鸣性呼吸声（心脏性哮喘），咯泡沫样痰。轻者经10余分钟至1小时左右逐渐好转，重者则咳嗽加剧，出现粉红色泡沫样痰，最后可发展成急性防水肿。

（2）腹胀

食欲不振，恶心，呕吐，尿量减少，夜尿多。

这是由于右心衰，长期内脑瘀血所致。

常用中成药

（1）气虚血瘀型

症见呼吸困难，活动加重，口唇紫绀，咯血痰，舌暗无光泽，有筋点或瘀斑，脉细数。

可服冠心苏合丸、复方丹参片、脑心清片等，以达到益气活血的功效。

（2）心肾阴虚型

症见呼吸困难，口渴咽干，面颊潮红，心悸，烦躁，入夜盗汗，手足心热，舌质红，少苔，脉弦或细数。

可服天王补心丹达到滋阴养血、补心安神的功效。

（3）阳虚水泛型

症见心悸，短气而喘，胸满不得平卧，下肢浮肿或全身浮肿，腹胀，小便少，怕冷，舌质淡胖大，白苔，脉沉无力。

可服金匮肾气丸，以达温补肾阳，化气行水的功效。

常用西药

（1）强心药物高辛片

需在医生指导下应用，一般是 0.25 毫克，1 日 1 次口服。

（2）利尿药物

第一，双氢克尿塞，25～40 毫克，每日 2～3 次口服；

第二，速尿，20～40 毫克，每日 2～3 次日服。双氢克尿塞与速尿交替服用，3～4 天更替一次。

小贴士：服用强心药物需谨慎

慢性心衰患者常常会服用一种名为地高辛的强心药物，其目的是改善心脏功能，缓解心衰症状。然而需要注意的是，地高辛类药物非常容易中毒，在服用期间要特别小心，一定要遵照医生嘱咐。

强心药物中毒后的表现一般可归纳为以下3个方面：

（1）胃肠道反应

毒性作用的表现较常见的是胃肠道反应，主要症状是厌食、恶心、呕吐、腹泻等。其中食欲减退往往是中毒的早期表现。应注意及时向医生反映，医生会帮助患者鉴别是药物过量中毒还是用量不足使得心衰未受控制所致的胃肠道症状。后者由胃肠道瘀血所引起。

（2）中枢神经系统反应

有眩晕、头痛、疲倦、失眠、谵妄、黄视症（看东西时呈黄色），或绿视症（看东西时呈绿色）。其中色视为重要的中毒先兆，可能与强心苷分布在视网膜中或与电解质紊乱有关。

（3）心脏反应

为最危险的中毒症状。可诱发各种类型的心律失常，多见、早见的是室性早搏，约占心脏反应的33%。其次为房室传导阻滞、房室结性心动过速及室性心动过速。室性心动过速最为严重，应立即停药并抢救，以免发展为致命的室颤。

凡遇到上述中毒先兆症状，如心跳过慢，心律不齐，色觉异常时，应随时停药，并寻求医生帮助。

肠子也会发生卒中

鲜为人知的肠卒中

听说过脑卒中，不知道肠也会卒中，其实肠卒中确实存在，肠卒中在医学上称肠系膜动脉栓塞，是急性缺血性肠病的俗称。这种病本身发病率比较低，一旦发作起来来势凶猛，后果不良，并且容易误诊或漏诊，因此，死亡率较高。

肠卒中的原因与早期征兆

造成肠卒中的原因绝大多数是动脉粥状硬化。硬化的动脉会变窄，由于某种原因，导致局部血液循环不良，进而血压变得不稳定时，血栓就可能突然形成。若出现在肠道，肠子血管就容易塞住，导致急性肠坏死，随时可能有生命危险。也可由急性心肌梗死、心房纤颤、风湿性心脏瓣膜病等引发。

肠卒中发作前一般都有一些征兆，只是平时不大引起人们的注意。如饭后常有持续 1～2 个小时的饱胀感、上腹不适或隐隐作痛，脂肪摄入过多或饱餐后症状加重，持续时间延长。这些情况有时会反复发作，病情迁延数月甚至更长。另外，还可能伴有恶心、呕吐、腹泻、便秘、日见消瘦等症状。对于有动脉硬化的高危人群来说，一定要特别留意肠卒中的发病征兆，早期进行治疗。

肠卒中的症状

肠卒中的典型症状是急性剧烈性腹部绞痛和便血，肠卒中发生时，病人腹部急性剧痛，就好像肚子被什么人的手紧紧抓住一样，并排出鲜红色粪便。这种现象有时可以自行缓解，但又会反复发作。特别是有明显动脉硬化的中老年人，由于突发腹腔动脉，尤其是肠系膜动脉痉挛，甚或血栓形成，使小肠、结肠的血液和氧供应严重不足或中断，如不及时救治，可导致急性肠坏死，患者出现休克状态。因此，出现上述情况时，一定要及时就医。

预防肠卒中有三要

如果您患有动脉硬化，那么就要警惕肠卒中了，预防肠卒中有三要：

一要生活方式合理，情绪愉快。

像预防冠心病、高血压、糖尿病那样，控制动脉粥样硬化，平日做到膳食合理，少吃动物性脂肪，不暴饮暴食，戒烟少酒，控制体重，适度体力活动，情绪开朗，尽可能减少诱因。

二要加强对肠卒中的预防意识。

如近期经常自觉饭后腹胀、隐痛、不适，服用消化药无效，且反复发生，体重呈下降趋势，应及时到医院就诊，采取必要措施，控制急性肠缺血发作。

三要经常检查血脂成分、血液流变等项目，尤其是血小板的电泳。

如果已发生心房颤动，就必须控制心室率，使平静时心率在每分钟 60～70 次；如果出现心动过速，立即配合心脏病药物如地高辛以减少血栓脱落的危险因素。反复间歇腹痛的便血老年人，应做一次选择性血管造影，了解缺血的部位、范围，在身体状况好的时候，请外科医生有选择地切除病变的肠段，以免一旦大量出血而发生意外。

小贴士：肥胖及心血管疾病患者要加强自检

人身体的每一部位都可能发生溢血或栓塞，亦通常所说的脑卒中，如果长时间肚痛，特别是肥胖者或有高血压、心血管疾病者应特别注意，及时前往医院检查，以免病情恶化。

急性心梗症状多数不典型

急性心梗已成为中老年人杀手

急性心肌梗死发病比较突然，是中老年人猝死的主要原因之一。

由于大部分急性心肌梗死的患者还是以不典型症状为

主，如气喘、咳嗽、胃痛、大汗不止、恶心呕吐、胸骨后有烧灼感甚至牙痛、咽喉痛等，也有的患者会出现突然晕倒、言语不清、表情漠然等症状，家属会以为患者是突发脑卒中所致。由于这些症状的隐蔽性，因此许多人会错误地选择消化科、神经科等科室，也有许多医生会误诊为肺心病、脑卒中、急性胃炎等，这造成了急性心肌梗死的患者增多，但如能早期发现并送往医院进行"血管再通（如溶栓、介入治疗）"处理，病人就能很快恢复健康。

因此，如果患者出现突发的大汗不止、气喘、恶心呕吐、胸骨后烧灼感时，切不可大意，一定要尽快到医院做心电图检查，以明确病情及时治疗。

心肌缺血可能是心肌梗死的前奏

心肌缺血可引起心绞痛甚至心肌梗死，目前已证实，无症状性心肌缺血发作是引起严重心律失常、心脏骤停的罪魁祸首，不少"无病"暴卒者生前可能已有多次无症状性心肌缺血发生。此外，频繁的无症状心肌缺血发作也可能是突然发生心肌梗死的前奏。

但有些老年病人由于痛觉迟钝或感觉差，即使有明显心肌缺血也毫无痛楚；另一些人对心前区发作性闷痛几分钟常不介意，也不到医院作进一步检查，以致贻误病情，坐失治疗良机。

无病早防，有病早治，冠心病病人若有心绞痛发作，表明其专门供应心脏血液的冠状动脉已发生了明显狭窄（包括痉挛），至少有一支冠状动脉狭窄或闭塞超过75%，此时，千万不可掉以轻心，一定要去医院就诊。

心肌梗死较为明显的症状

心肌梗死患者症状为胸痛，典型的急性心肌梗死的胸痛通常位于左胸部或胸骨后，可向左上臂、颌部、背部或肩部放散；有时疼痛部位可在上腹部、颈部等部位。疼痛常持续20分钟以上，通常呈剧烈的压榨性疼痛或紧迫、烧灼感，常伴有呼吸困难、出汗、恶心、呕吐或眩晕等。

心机梗死发生后怎么办

当您出现急性心梗的情况时，不要惊慌，首先应停止任何主动活动，平卧休息：

第一，立即舌下含服硝酸甘油1片，每5分钟可重复使用，有条件应吸氧；若含服硝酸甘油3片仍无效，或疼痛持续超过20分钟，应立即呼叫救护车，或直接转送到附近能提供24小时心脏急救的医院急诊科。

第二，医院的检查中一般有心电图、抽血化验等必要检查，同时给予吸氧、输液、镇痛、心电图监测等措施。急性心肌梗死的主要原因是负责为心脏供应血液的血管（冠状动脉）发生了血栓，造成急性堵塞。因此除常规治疗外，关键需尽快进行"再灌注治疗"，即采取办法使已经堵塞的血管重新开放，恢复心脏的血液供应。主要有以下方法：

首先是急诊介入治疗。紧急行冠状动脉造影，寻找与本次发病直接相关的血管，通过扩张或放入支架，恢复到心脏的血流。此方法主要适用于胸痛 12 小时以内的心梗患者，成功率高，发生再次闭塞率低，并发症少，但费用较高，需准备至少 6 万元。

其次是溶栓治疗。静脉输入溶栓剂，使血栓溶解，达到梗死相关血管再通的目的。此方法主要适用于起病 12 小时以内，费用低于介入治疗，约 2.5 万元，但血管再通率稍低，存在一定的出血危险。

小贴士：严控危险因素，远离心肌梗死

要远离心肌梗死的威胁，就一定要对造成心肌梗死的多种危险因素进行严格控制，这些危险因素包括高血压、糖尿病、血脂代谢异常、肥胖、吸烟等，对上述疾病的控制不良，也是导致急性心肌梗死发生的主要原因，需要说明的是，这些危险因素都是可控制的。

小小感冒为何会夺命

感冒，小病也是致命杀手

在美国新泽西州的一个山坡上，有一棵高大的红杉树，据说已有 400 年的历史了。它在成长过程中，曾经经历过无数次风霜雨雪的摧残，14次被闪电击中，然而却顽强地长成了一棵参天大树。但是有天飞来一群小虫，用微小而不停止的攻击毁掉了这棵大树。

这正是：千里之堤，毁于蚁穴。人的健康正如走钢丝，一阵风吹来，一个小小的感冒，就可能让你的健康失去平衡。

感冒往往成为婴儿的致命"狙击手"。感冒很容易导致孩子发生呼吸困难，危及生命。除此之外，婴儿患流行性感冒时，也常伴随腹泻或呕吐等消化系统症状，而且容易并发支气管炎或肺炎，同样可危及生命。

对于成人，感冒也绝非"小菜一碟"。浙江一23岁男子紧急就医，家人说他已经感冒几天，曾经吃了一些感冒药但没有效果，之后突然心慌，胸闷。检查发现，他得的是严重心肌炎。尽管采取了各种手段，还是没能挽救他的生命。家属至今不相信一个小小的感冒会置人于死地。专家认为，同样是感冒病毒，在一般人身上，只是一过性的感冒，但对某些人来说，病毒就会侵犯到心脏，引起心肌坏死。除此之外，感冒还可引起肺炎、支气管炎、鼻窦炎、中耳炎、脊髓神经炎等，同样可以导致严重后果，甚至威胁生命。

健康无小事，时时需小心。感冒绝非你想象得那么简单！

同样的病毒在某些人身上是一过性的感冒，吃点药，多喝点白开水及注意休息就没事了，而发生在有些人身上则可能夺去性命。

感冒很容易引起并发性急性支气管炎、肺炎、中耳炎、鼻窦炎、肾炎等疾病。尤其是春天，气温上升，气候多变，阴晴不定，不少病毒十分活跃，如流感病毒、柯萨奇病毒、埃克病毒、腺病毒、疱疹病毒、腮腺炎病毒等，都极易使人感染。其中，柯萨奇病毒和埃克病毒，可在引起呼吸道症状的同时，导致病毒性心肌炎，严重时甚至可危及生命。

另外，一些疾病的首发症状与感冒有相似之处，如病毒性肝炎、流行性脑膜炎、流行性乙型脑炎、麻疹、猩红热、肺结核等，如果不注意区分，延误了病情，就会造成严重后果。

常见的治疗感冒误区

人们在得了感冒之后，往往会存在一些治疗误区，纠正这些误区对于防治感冒具有积极的意义。

误区1：专家治感冒效果好

很多人认为专家治疗感冒比普通医生效果要好，病程要短。实际上感冒多由病毒感染所致，而病毒有1～2周的生命周期。现在并没有什么能立竿见影的灵药，而且感冒彻底痊愈至少需要1周左右的时间。另外，感冒是一种常见病，其治疗已形成一定的程式及方法，如果不是很危急、重大的疾病就不需要去挤大医院、挂专家号。

误区 2：鼻塞流涕选点滴

人们现在已经形成了这样一个观念：感冒了就去吊几瓶青霉素。其实感冒多由病毒感染所致，首要治疗原则就是抗病毒。而青霉素是抗菌消炎药，只有在有细菌感染的时候使用才有效。所以，一旦感冒，一定要对症、对因选用适当的疗法和药物。

误区 3：头痛发热服"快克"

感冒是一种外感性疾病，当机体抵抗能力下降或体质虚弱时，一旦受到风寒就非常容易感冒。因此有些人总是感冒药不离手：只要头痛发热就马上服用快克、板蓝根等感冒药。但是，"是药三分毒"，快克、板蓝根等抗病毒感冒药服用过久或过频也是不当的。对于易患感冒的人来说，最基本的解决方法就是增强机体抗病能力。平时多运动，注意饮食合理，营养充分。

误区 4：患了感冒药店跑

现在药店购药越来越方便，这就使得不少人忽略了疾病的诊断，一有病便跑药房。但购药者毕竟不是医生，自己很难把握对症用药。所以，如果自己不能辨识，最好去医院请内科医生诊治。另外，有一些治疗感冒的西药有些患者不宜服用，这也需要在医生的指导下用药。

误区 5：感冒恶寒全发汗

中医对风寒感冒的治疗是发汗解表，有一些人患上感冒后，不辨寒热虚实统统以发汗来求得"表解"，喝姜糖水、蒙头捂汗、喝酒、剧烈运动等。但实际上这些未必适合所有感冒患者，方法使用不得当反而会加重病情。

以上这些治疗误区，多半是由于缺乏对感冒的正确认识而产生的。

感冒的防治难点

目前，对于感冒防治，科学家遭遇到的问题有两个：第一，预防方面，感冒病毒经常变异。一般来说，我们每患一次感冒，体内的免疫系统就会产生一种对付该感冒病毒的抗体。所以，同一个人，不会患同样的感冒。但是感冒病毒的变异性太强了，也就是说，感冒病毒这个物种的生命力、生存能力太强了。感冒药只能对付老的被研究过的病毒，你体内的抗体只能对付以前曾经感染过的病毒，自然不能对付变异了的新病毒。第二是治疗方面。感冒病程一般是 7～14 天，即使是临床主任医师或教授也无法缩短这个病程。也就是说，医师是不会治好感冒的，你咳嗽给你开止咳药，发烧开退烧药，顶多是让患者在感冒的过程中舒服一些罢了。

中医药的解决之道

中医药治疗流行病、传染病有数千年历史，科学家在中医药身上看到了这些医学难题解决的希望。板蓝根是抗病毒的"王牌药"。人们惊奇地发现了板蓝根抗病毒的两个特点：一是作为中药，有着比化学药多得多的有效成分，这些有效成分相互协同，好比古代战斗中骑兵在前、步兵殿后一样，构成了古代神奇的"阵"。从而以不变应万变，无论病毒如何变异，总有一定的效果。这也是板蓝根在1998年上海甲肝、2003年"非典"肆虐、2006年山西乙脑流行时大显身手的原因。第二个特点：一项白云山和黄与钟南山院士合作研究表明，板蓝根抗病毒作用不仅表现在对病毒的直接抑杀作用，而且还可有效结合细胞膜上的受体，使病毒无法进入人体细胞。就是说板蓝根为人体细胞提供了一层可靠的"保护膜"，进而免受细胞的侵害。这也是很多人服用板蓝根的感觉：在感冒初期冲服板蓝根，本来要十几天的感冒仅3～4天就好了，板蓝根有效地实现了缩短感冒病程的作用。

预防感冒3诀窍

诀窍1：遇冷做呼吸

若是遇冷，您不要把身子往一块紧缩，因为越紧缩寒气越易侵入，此时可采取体式呼吸。您可以将双手抬至腹前，做深呼吸，吸气时意想四肢吸气，并将两手臂略向外扩张，这样可以增强抗寒能力。

诀窍2：身冷搓后颈

当冷气侵入肌体后，全身会感到发冷，可用手掌使劲搓颈后发际，每手搓 100 下，直到出汗为止，这样可以避免风寒感冒。

诀窍 3：感冒擦葱、姜、盐

如果感冒为风寒所致，如出现唾液黏、浑身不自在的症状，可在晚上临睡前，将葱白、生姜各 20 克，盐粉 3 克，捣烂，用纱布包好顺序擦前胸、后背、手心、肋窝、肘窝、脚心等 6 部位，然后盖好被睡觉，夜间略出点汗次日早晨就会感觉好多了。但两天内要注意防寒，以免感冒反复。

小贴士：正确对待感冒

治疗感冒一定要对症选药、合理用药。平时要注意预防，尤其是体质虚弱的人群，要加强锻炼，合理调整饮食。

心慌可能暗藏心脏病危险

心慌，您的心脏在呼救

心脏是一个强壮的、不知疲倦、努力工作的强力泵，是人体的"发动机"。不少老年人对自己的一些症状缺乏认识，而一些年轻人对出现胸闷、心慌等症状也不是很重视，往往认为没什么关系，忍一忍就过去了。正是这些想法延误了最佳治疗时间。殊不知，心慌很多时候是心脏在呼救，其中暗藏着重重杀机。

更多状况也在泄露"心声"

心脏藏在胸腔深部，您看不见摸不着，当它有病时，总会及时发出呼救信号，而表现为各种症状。您只要注意每天对身体进行几分钟的自我检查，及时发现异常表现，就能准确无误地对心脏作出判断。

（1）气短

您若感到呼吸时空气不够用或呼吸时费劲儿，有气短的感觉，尤其是在活动或上楼梯、爬坡时更加明显，就要引起重视，因为这种气短的感觉，有时是心脏病最早出现的一个征象。如果在感觉气短的同时，又觉得全身明显疲乏无力，更应引起警惕，因为这可能是心脏功能不全的早期表现。若气短在夜间发作或者不能平卧时，表明肺部瘀血，可能是心力衰竭的早期信号，应赶快到医院进行检查。

（2）胸闷

若突然发生原因不明的胸闷或胸痛时，首先要想到因心肌缺血引起的心绞痛的可能，或者首先要怀疑是不是心肌梗死的先兆。如果同时伴有气短、面色苍白、出冷汗，更应高度注意冠心病的发生。

（3）心慌

您如果感到心慌，应怀疑到发生心律失常的可能。可以自己摸摸脉搏，看看持续跳动是否规律。最好及早到医院检查一下心脏。

（4）头昏

心动过缓，心脏传导阻滞、心脏频繁早搏等，均可使心脏不能有效地供给脑部血液。造成脑血管供血不足，轻声出现头昏，重者可致眩晕。因此，当您发生头昏、眩晕时，也应考虑到心脏病。

另外，有高血压、糖尿病或有心脏病家族史的人更得特别注意。

别让饮食伤了您的"心"

（1）不要吃得过饱

心脏病人多半肥胖，或容易发胖，因此应有计划地控制热量，减轻体重。进食不宜过饱，以免造成胃肠负担过重，诱发心脏病发作。

（2）减少脂肪摄入

应少吃肥肉、奶油、黄油等脂肪类食物，少吃动物肝脏、脑、鱼子、墨斗鱼、松花蛋等含胆固醇高的食物；以食用植物油及豆制品为宜，比如黄豆中含有卵磷脂及无机盐，对防治冠心病十分有利。但植物油也不可过多，过多的植物油也会促使患者肥胖。

（3）少吃点盐

每日饮食中钠盐供应量以低于3克为宜；咸菜、榨菜、酱豆腐等过咸的食品以少吃、不吃为佳。

（4）少吃刺激性食物

饮食中尽量少用生姜、辣椒、胡椒面等辛辣调味品，严禁吸烟、饮酒，去掉喝浓茶、浓咖啡等不良嗜好。另外也少吃过凉过热的食物，以减轻胃肠刺激。

（5）多吃蔬菜

多吃新鲜蔬菜和水果，常吃一些新鲜蔬菜、瓜果、豆芽、海带、紫菜、木耳等食物，有防止血管硬化的作用。经常食用芹菜、草莓、西红柿等食物，可降低血压。另外纤维素主要存在于蔬菜中，以竹笋、梅干菜、芹菜、韭菜为代表，粮食作物中以黄豆、燕麦含量较多。国内认为，每天纤维素应吃 15～30 克左右，才能满足需要。

（6）补充维生素

丰富的维生素有助于心脏健康。如维生素 C 能改善冠状动脉的血液循环，保护血管内皮细胞的完整性，还能促进胆固醇生成胆酸，从而降低血液中有害的胆固醇。维生素 E 具有很强的抗氧化作用，能阻止不饱和脂肪酸发生过氧化，保护心肌，预防血栓。尼克酸、烟酸能扩张末梢血管，防止血栓形成，还能降低血中胆固醇含量。

（7）补充微量元素

微量元素数量不多，但作用很大，心脏病人同样离不开。硒能保护心脏，防止病毒感染，是心脏的守护神。碘能促进新陈代谢，抑制胆固醇吸收，从而减缓或阻止冠心病的发生、发展。此外，钙、镁、铜、钾、钠、铬等微量元素也与保护心脏有关。

小贴士：老年人应定期体检

有的老年人本来已经患了心脏病，但在早期却没有任何症状，只是在健康检查时才被发现。心脏病如同隐形杀手，有的症状轻微到让人难以察觉，或不是那么典型的症状，一不留"心"，恐怕得付出昂贵的代价，因此，老年人一定要定期进行体格检查，这对于心脏病的早期发现是很有帮助的。

老人腿抽筋查查血管

腿抽筋并不只是缺钙

由于老人随着年纪的增长，钙质吸收能力减弱以及钙质流失，会出现骨质疏松，因此，当家里的老人出现腿抽筋的现象时，多数人的第一反应是"吃点钙片吧"，补钙当然没错，但是，这时应该做的还有一件事——带老人去查查外周血管。

人活动时，腿部血流基本正常，而休息时，腿部血流减慢，一些代谢产物不能被血液带走，当达到一定浓度时就会刺激肌肉收缩，发生抽筋现象。由这个原理我们就能很容易地理解上述建议了，原来老人一旦患有动脉粥样硬化，血管就会变窄，因而供血不足、循环不畅的情况较为普遍，到了夜间睡眠或日间久坐不动时，抽筋的情况就会出现。

另外，要注意的是，有的老人除了腿抽筋，还伴有走路无力、腿部疼痛的症状，他们在就诊时也往往被当作腰腿痛或者缺钙来治疗，事实上这部分老人可能患有下肢部分动脉完全或不完全闭塞的下肢动脉硬化闭塞症。如果盲目补钙，可能使外周血管狭窄加重，导致外周器官营养缺乏，严重时会发生坏疽、肢端发黑等。

引发腿抽筋的其他原因

（1）寒冷刺激

如冬天在寒冷的环境中锻炼，准备活动不充分；夏天游泳水温较低，都容易引起腿抽筋。晚上睡觉没盖好被子，小腿肌肉受寒冷刺激，会痉挛得让人疼醒，因此，平常要注意保暖，不让机体受寒。

（2）肌肉连续收缩过快

剧烈运动时，全身处于紧张状态，腿部肌肉收缩过快。放松的时间太短，局部代谢产物乳酸增多，肌肉的收缩与放松难以协调，从而引起小腿肌肉痉挛。

（3）出汗过多

运动时间长。运动量大，出汗多，又没有及时补充盐分，体内液体和电解质大量丢失，代谢废物堆积，肌肉局部的血液循环不好，也容易发生痉挛。

（4）疲劳过度

当长途旅行、登山时，小腿肌肉最容易发生疲劳。因为每一次登高都是单腿支持全身重量，这条腿的肌肉提起脚所需的力量将是人体重的 6 倍，当它疲劳到一定程度时，就会发生痉挛。

（5）缺钙

在肌肉收缩过程中，钙离子起着重要作用。当血液中钙离子浓度太低时，肌肉容易兴奋而痉挛。青少年生长发育迅速，很容易缺钙，因此就常发生腿部抽筋，这时需要在医生的指导下服用一些补钙的药品。

小贴士：腿抽筋的应急处理

平时一旦发生腿抽筋，您可以马上用手抓住抽筋一侧的大脚拇趾，再慢慢伸直脚，然后用力伸腿，小腿肌肉就不抽筋了；或用双手使劲按摩小腿肚子，也能见效。

如腿抽筋的情况多次频繁发生，则应就医治疗。

经常头晕可能是血压低

血压低会令人感觉头晕

很多人都有过这样的体会，躺在床上看完电视起来后就出现头晕，眼前白茫茫一片，站都站不稳。有些时候保持一个姿势久了也会出现类似状况。这是什么原因呢？

其实，也不是什么大问题，您可能只是血压比较低，但这个小问题若是没有引起足够的重视，极有可能演变成大问题。

别轻视低血压的危害

低血压发病率为 4％ 左右，老年人群中可达 10％，由于大脑对缺血缺氧极为敏感，低血压引起脑组织的缺血性损害极为突出，病人常感头晕、头痛、眼前发黑、健忘、思维迟钝，容易发生缺血性脑卒中、心绞痛、心肌梗死。

长期低血压可使机体功能大大下降，主要包括：视力、听力下降，记忆减退，诱发或加重老年性痴呆，头晕、昏厥、跌倒，使骨折发生率大大增加。另外会导致乏力、精神疲惫、心情压抑、忧郁等情况的发生。

低血压可以食疗

低血压病人的饮食选择包括下列几点：

首先，荤素兼吃，合理搭配膳食，低血压患者要保证摄入全面充足的营养物质，使体质从纤弱逐渐变得健壮。

其次，如伴有红细胞计数过低，血红蛋白不足的贫血症，宜适当多吃富含蛋白质、铁、铜、叶酸、维生素 B_{12}、维生素 C 等"造血原料"的食物，诸如猪肝、蛋黄、瘦肉、牛奶、鱼虾、贝类、大豆、豆腐、红糖及新鲜蔬菜、水果。纠正贫血，有利于增加心排血量，改善大脑的供血量，提高血压和消除血压偏低引起的不良症状。

第三，莲子、桂圆、大枣、桑葚等果品，具有养心益血、健脾补脑之力，可常食用。

第四，伴有食少纳差者，宜适当食用能刺激食欲的食物和调味品，如姜、葱、醋、酱、糖、胡椒、辣椒、啤酒、葡萄酒等。

第五，与高血压病相反，本病宜选择适当的高钠、高胆固醇饮食。氯化钠（即食盐）每日需摄足 12～15 克。含胆固醇多的脑、肝、蛋、奶油、鱼卵、猪骨等食品，适量常吃，有利于提高血胆固醇浓度，增加动脉紧张度，使血压上升。

小贴士：轻重低血压轻重对待

低血压患者轻者如无任何症状，无需药物治疗，主要治疗为积极参加体育锻炼，改善体质，增加营养，多喝水，多吃汤，每日食盐略多于常人；重者伴有明显症状，必须给予积极治疗，改善症状，提高生活质量，防止严重危害发生。

老人耳聋查查血脂

耳聋，是因为老了吗

老人常说："人老了，耳朵也聋了。"然而，当老人出现听力减退时，不要以为这一定是人衰老的自然规律，更不能听之任之而放弃治疗，因为耳聋也可能是高血脂造成的。

研究表明，有高脂血症的老人发生耳聋的概率要比血脂正常的老人高出 20%。这是因为高血脂会损害内耳神经和血管。

一方面，高血脂可引起内耳脂质沉积、过氧化脂质增加。过氧化脂质会对内耳神经造成损害，直接导致内耳细胞损伤、血管萎缩，从而引起老年性耳聋。另一方面，高脂血症患者血液黏滞度增加、血小板聚集性增强，易发生动脉粥样硬化，使血流缓慢、供血不足，这些因素都可引起内耳微循环灌流障碍，进而影响内耳听力。

虽然高血脂导致的耳聋和衰老导致的耳聋在症状上没有区别，但当老人出现听力减退、耳鸣等耳聋的前期症状时，都要及时去医院检查血脂。如果检查后确诊是高血脂导致的听力障碍，应积极进行降脂治疗。在合理治疗后，如果血脂控制得好，可有效延缓听力减退。

检查血脂的注意事项

定期检查血脂非常重要，但血脂检查易受许多因素的影响，到医院化验前务必注意下面的几种情况，这样才能保证化验结果的准确无误：

首先，采血前一天晚 10 点钟开始禁食，次日早上 9 点至 10 点钟采取静脉血，即空腹 12 小时以上晨间取血。

其次，取血前 24 小时不饮酒，不做剧烈运动。

第三，取血前应有两周时间保持平时的饮食习惯，若大吃大喝或有意素食，则所测得的结果不标准。

第四，应在生理和病理比较稳定的情况下检查，如近期内无急性病、外伤、手术等，感染、急性心梗、妇女月经期、妊娠、应激状态、创伤均可影响检测含量，应尽量避免。

第五，不要服用某些药物时检查，如避孕药、β受体阻滞剂（如：心得安），噻嗪类利尿剂、激素类药物等可影响血脂水平，导致检验的误差。

不良生活方式往往是高血脂的伴侣

生活节奏快，晚上睡得迟，早上起得晚，为了省时间不吃早饭或随便吃点东西就匆匆上班；午餐为了方便和节省时间吃盒饭便当或者洋快餐；晚餐应酬多，经常参加宴会、酒席，喝酒多。经常"肥甘厚味"，这些生活方式往往会因高油、高盐、高糖而产生代谢问题，导致高血脂、高血压或高血糖上身，脂肪肝、肥胖、便秘等问题也一一出现，因此，改变不健康的生活方式，往往能有效地预防高血脂病的发生。

小贴士：生活和饮食的调节可改善耳聋症状

不吃高脂的食物，同时多吃芹菜、莴笋、苦瓜、洋葱等对降低血脂大有裨益，核桃、松子、榛子等食物对改善听力也有一定帮助；养成良好的生活习惯，戒烟限酒，平时多运动；当外耳道不适时，尽量不要用硬的东西掏耳朵，避免诱发感染。

耳鸣和心脏功能有关系吗

最新研究成果显示，55 岁以上的中老年人突发耳鸣，往往是患冠心病和奇特心脑血管疾病的先兆，耳鸣、听力减退或耳聋等内耳症状，常常是动脉粥样硬化，冠心病，短暂性脑缺血的表现之一，多数病人在出现内耳症状的 6～12 个月之后患冠心病。

第三章

每天"10 分钟"运动健身心

　　心脑血管疾病患者的运动，应以有氧锻炼为主。步行是最安全有效的运动之一。同时，也可根据自己的年龄、病情、体力和个人爱好，选择其他一些适合的中低强度运动，包括打太极拳、做医疗体操、骑车、爬山、游泳、打乒乓球和羽毛球等。

心血管疾病运动有讲究

两多——多咀嚼、多做腹部按摩

"一多"是多咀嚼。老年人可以多吃口香糖，促进咀嚼功能。有些老年人没有牙齿，就要装上假牙；还有许多人由于牙周炎，牙也不好，所以要早晚刷牙，饭后刷牙，保持口腔清洁，牙齿就不容易掉。

"二"多是多做腹部按摩。将清凉油涂在手上，按顺时针方向按摩腹部，面积由小到大，力量由轻到重，按摩到皮肤有些发红。按摩以后，肠子会跟随蠕动。

老年人多有顽固性的便秘，用这种方法效果很好，同时也有利于腹部脂肪的吸收和肠管的蠕动。老年人大便干，强烈屏气、猝死厕所里的事经常发生。因此，发生便秘千万不要用力，要用其他方法通便，如用开塞露、麻仁滋补丸等。

三不——不做剧烈转头运动、洗澡水不要过热、不要蹲便

"三不"首先是不做剧烈转头运动。有些晨练的老人做转头运动，转动过快、时间过长或动作幅度过大，这可能使颈动脉受压扭曲，导致急性脑缺血而发生意外。

其次是洗澡水不要过热。水温过高，会使大量血液分布在体表，导致心脑供血不足而发生意外。

第三是不要蹲便。老年人长时间蹲便和突然站起，都容易发生脑缺血甚至猝死，所以使用坐便为好。

选择步行、打太极拳、体操等有氧运动

春天万物复苏，容易导致情绪兴奋，增加心脏负荷，加上昼夜温差大，血管收缩强烈，极易引起心脑血管疾病的发作或复发。有研究显示，通过适当的锻炼，可帮助患者改善心血管功能，降低心脑血管疾病发生的危险，但在运动时一定要注意科学性，否则容易弄巧成拙。

心脑血管疾病患者的运动，应以有氧锻炼为主。步行是最安全有效的运动之一。同时，也可根据自己的年龄、病情、体力和个人爱好，选择其他一些适合的中低强度运动，包括打太极拳、做医疗体操、骑车、爬山、游泳、打乒乓球和羽毛球等。

运动要适量、适度

合适运动量的标志是：早晨起床时感觉舒适，无疲惫感。每周的运动总量应相当于步行10～20千米。

运动前需做准备活动，运动强度以运动时稍出汗，轻度呼吸加快但不影响对话为佳，一般锻炼的时间为10～30分钟，每周锻炼3～5次就可以了。

在运动时要注意循序渐进，不做鼓劲憋气、快速旋转、剧烈用力和深度低头的动作。需要注意的是，如在锻炼过程中身体不适、无力、气短时，及时停止运动，必要时就医。

心脑血管疾病患者在锻炼后，需要及时补充运动消耗的营养和能量，均衡膳食，必要时可通过补充维生素矿物质维持机体所需。

做好热身和整理，防止意外发生

每次锻炼必须要有三个阶段，即预备活动、练习活动和结束活动。若是预备活动和结束活动不充分，常会造成锻炼意外的发生。

预备活动又称为热身，活动强度比较小，其目的是充分活动各个关节、肌肉和韧带，也使心血管系统得到预备。练习活动又分持续练习和间断练习，后者更适合冠心病患者。结束活动又称为整理，目的在于使高度活跃的心血管系统逐步恢复到安静状态，一般采用小强度放松性运动。

运动中的注意事项

首先，要根据自身情况选择适当的运动，既能达到练习效果，又能轻易坚持。要避免竞技性运动。

其次，只在感觉良好时运动。感冒或发热后，要在症状和体征消失两天以上，才能恢复运动。

第三，注重四周环境因素对运动反应的影响，包括：严寒和炎热气候，要相对降低运动量和运动强度；穿戴宽松、舒适、透气的衣服和鞋袜；上坡时要减慢速度；饭后不做剧烈运动。

第四，要根据个人能力，定期检查和修正运动处方，避免过度练习。药物治疗改变时，要调整运动方案。参加练习前应进行身体检查。

第五，警惕症状。运动时如发现下列症状，应停止运动，及时就医：上身不适（包括胸、臂、颈或下颌，表现为酸痛、烧灼感、紧缩感或胀痛）、无力、气短、骨关节不适（关节痛或背痛）。

第六，练习必须持之以恒。

小贴士：运动最好选在上午9时或下午4时

清晨起床后交感神经兴奋，心率加快，血黏度增高，是心脑血管意外的高发时间，且春天早晨气温较低，血管遇冷易收缩、变窄，易引发脑卒中，所以在选择锻炼的时间上，以早晨八九点钟太阳出来后，或下午4时左右运动为宜。

老年人特别要注意，一定不能空腹运动。空腹运动不仅会增加心脏负担，而且极易引发心律不齐，导致猝死。50岁以上的中老年人要警惕发生意外的可能性。

体操

坚持做"血管体操"

提起运动，人们都有一个共同的感觉，这就是心跳加速、呼吸频率加大，初练者肌肉有很强的疲劳感。实际上人体在运动时，每一次的体力付出比平时要大许多倍。此时的肌肉运动而引起的外部表现，主要是以心血管系统活动发生的变化，如心跳加快、心脏自身血管开放增加、心肌内血液循环量增大等。正是这种变化，形成人体心血管系统运行模式改变，我们称其为"血管体操"。

目前，有氧运动中的慢跑、快步走、爬山等，被医学界赞誉为有益于心脏健康的有氧健身运动方式，形成了独特的"血管体操"。

冷水浴和桑拿浴，也是两种有益于血管健康的"血管体操"。

冷水浴可增强心血管功能

用 5～20℃ 的冷水洗澡，能增强心血管的功能。人体受到冷水刺激后，全身的血液循环和新陈代谢大大加强；人的皮肤受到冷水的刺激，皮肤血管急剧收缩，大量血液被吸入内脏器官及深部组织，使内脏重要脏器的血管扩张；机体为了抗冷，皮肤血管很快又扩张，因而大量的血液又从内脏流向体表。这样一张一缩，使血管得到了锻炼，增强了血管的弹性，所以被称为"血管体操"。

冷水的刺激，外周血管的关闭，还可以更多地保证重要脏器的血供，像心、脑、肝、脾部血供增加，使更多的氧气被及时地输送到大脑细胞中，有利于消除神经系统的疲劳。

常见的冷水浴，有头面浴、足浴、擦身、淋浴、冬泳5种。头面浴，用冷水洗头洗脸。足浴，将双足浸于水中，水温可从20℃左右开始，逐渐降到5℃左右。擦身，用毛巾浸冷水擦擦身，用力不可太猛，时间不宜太长，适可而止。淋浴，先从35℃左右温水开始，渐渐降到用自来水洗浴。冬泳，冬季时，经常在天气晴好时坚持游泳锻炼。

桑拿浴可加快血液循环

桑拿浴也是一种很有效的"血管体操"，对增强人体健康，预防心血管疾病有着良好的功效。但要注意桑拿浴的方法和时间。

进入桑拿浴池后，应先在淋浴区把皮肤上的污垢洗净，随后进入热水按摩池浸泡15分钟，使全身肌肉松弛，血管扩张，再进入干烤房内。如觉闷热难受，可携带冰毛巾入内，敷在鼻颌部，帮助呼吸。在干烤房10分钟后出来，马上进入冷水池内浸泡10秒钟，来回两次。

由于人体在高温下血管扩张，全身血液循环流畅，一遇寒冷，大脑即刻兴奋，立即调动全身各器官、各系统加强活动来抵抗，能增强心脏血管等全身各系统功能。另外，由于人的皮肤受冷刺激后，皮肤血管急剧收缩，大量血液流入内脏和深部组织，这时内脏血管扩张，稍后皮肤血管又扩张，大量血液又从内脏流向体表，血管这么舒张又收缩，因此也是在做"血管体操"，可以增强血管弹性，预防胆固醇在血管内沉积。

"血管体操"要因人而异

必须说明的是，"血管体操"要因人而异，并非对每个人都适合。

有些人的皮肤对冷水敏感，遇到冷水就会产生过敏症状，如起疹子、生紫斑等，这类特异体质的人就不能进行冷水浴。此外，患有严重高血压、冠心病、风湿病、肺结核、坐骨神经痛以及高热的病人，都不可进行冷水淋浴。

患有高血压、冠心病者洗桑拿，可以预防动脉血管硬化，但必须去设有医务监督的桑拿浴场，否则不宜单独洗桑拿，以免发生不测。

步行

步行是最好的运动

经过大量的科学研究，1992 年，世界卫生组织指出：步行是世界上最好的运动。因为人类花了 300 万年，从猿到人，整个人的身体结构是步行进化的结果，所以人体的解剖和生理结构最适合步行。而且，走路运动简单易行，还不用花钱。

20 世纪 20 年代初，美国心脏学会奠基人、著名的心脏病学家、几任美国总统的保健医生怀特博士第一个提出：从进化论角度看，步行是人类最好的运动，对健康有特殊益处。他创造性地将步行锻炼作为心脏病人和心肌梗死后康复治疗的方法，并取得良好效果。他建议健康成人应每日步行锻炼，并作为一种规律性的终身运动方式。他的权威性科学论著作为教科书影响了整整几代人。怀特博士曾经引用西方谚语："没有紧张，没有烦恼，就没有高血压。"他80多岁来中国时，住在12层楼，上下不乘电梯，每日步行活动。作为一代名医，其言行风格堪称典范。

步行是心脑血管病有效的预防措施

通过对1645名65岁以上老人的前瞻性研究发现：与每周步行少于1小时的老人相比，每周步行4小时以上者，其心脑血管病住院率减少69％，病死率减少73％。

我国也有一组资料，把老年人分成两组，一组一天平均走4.2千米，一组基本上不走路。结果发现，走4.2千米的这组老年人，死亡、冠心病比不走路那组下降60％。走路的好处显而易见。

最近科学家证实，动脉硬化在一定程度上是可逆的过程，虽不能彻底消退。走路就是使动脉粥样硬化斑块变稳定和消退的最有效的方法。研究证明：只要步行坚持一年以上，就有助硬化斑块消退。步行运动锻炼可降低血压、胆固醇、体重，效果都很好。

步行运动坚持下去，可以代替很多保健品。只要每天走路基本上不会那么快衰老。走路可以减少糖尿病的发病，降低高血脂，使动脉硬化变软化，使脑子清楚，不容易摔跤，可防止痴呆，使人愉快……

步行不仅是最好的运动，也是心脑血管病有效的预防措施，应成为中老年人良好的保健运动。

适量步行"三五七"

步行时，要掌握3个字：三、五、七。通常，掌握这3个字的运动是安全的。

"三"指最好每天步行约3千米，时间在30分钟以上。

"五"指每周步行5次，只有有规律的健身运动才能有效。

"七"指运动的适量。就是有氧运动强度以"运动后心率＋年龄＝170左右"为宜。这相当于一般人中等强度的运动。比如说50岁的老人，运动后心率达到120次/分钟，50＋120＝170。如果身体素质好，有运动基础，可以多一些，例如可达190左右；身体差可以少一些，年龄加心率达到150左右即可。总之，步行运动要量力而行，否则会产生无氧代谢，导致不良影响或意外。

步行锻炼——中等强度才有效

步行锻炼老少皆宜，简便易行，安全有效，但是如果达不到"中等强度"，那么健身效果就并不明显。运动强度的控制，每次步行至少 30 分钟，以呼吸加快，有点喘，但还能与人正常交流为标准，步行健身效果才好。

很多人都想通过步行锻炼，达到减肥、降脂、降血压和提高心肺功能的目的，却往往不能如愿。主要原因是没有达到中等运动强度，包含运动强度的量不够，或是达到了量，但是维持的时间不够。

在步行锻炼时，大多数人按散步式的方式进行，尽管走了很多，锻炼效果却不会好，是因为散步达不到这种中等的运动强度。

要达到中等运动的量，一般需要健步走或大步走，加快步幅、步频、加大上臂的摆动。或者走跑交替（前提是适合跑步锻炼的人群），还有就是持专用越野手杖行走。

也有人一会儿快走，一会儿慢走，即使达到中等运动强度，但是时间不够长，效果也不好。因为这个强度的前 20 分钟步行，身体消耗的只是肌肉中的糖原，只有在 20 分钟后，才会动用脂肪为身体提供能量。因此，若要达到消除脂肪肝、降血脂和减肥的目的，至少步行 30 分钟以上。

小贴士：运动强度要循序渐进地增加

运动量太轻只能起到安慰作用，不能改善心血管功能，运动量过大则是有害的。病人可根据自己的年龄、性别、体力、病情等不同情况逐步增加运动时间和运动强度。锻炼时，可从15分钟逐渐增加，身体状况差的老年病人可采用间歇运动方法，即运动2～3分钟，要循序渐进地进行锻炼。

太极拳

不花钱的健身法

除了步行，太极拳也是一项很好的运动。太极拳，柔中带刚，阴阳结合。练太极拳，最大的用途是改善神经系统，最重要是改善平衡功能，练拳3～30年的人，走路绊了一下也不会摔跤。

美国老年体育协会专门作了研究，分两组老年人，一组练健身房的器材，天天练肌肉；另外一组一分钱不花，练太极拳。结果练下来，两组作对比，练拳的这组，平衡功能更好，脑子好，走路不会摔跤，摔跤骨折减少50％。最后美国人得出一个结论：说非常佩服中国人的智慧，不花一分钱的太极拳比现代化的器械效果好得多。

太极拳是一种把我国源远流长的拳术、导引术、吐纳术三者结合，加以创新的治病强身、增强体质和延年益寿的体育运动。在太极拳精典论著中，就有"详推用意终何在，益寿延年不老春"的话。

修炼精、气、神

太极拳运动的特点，是举动轻灵，动作舒缓，呼吸自然，用意不用力。是静中之动，虽动犹静，静所以养脑力，动所以活气血，内外兼顾，身心交修。也就是使意识、呼吸、动作三者密切结合，从而达到调整人体阴阳，疏通经络，和畅气血，使人的生命得以旺盛，故可使弱者复壮、病者康，起到增强体质、祛病延年的作用。

现代医学研究表明，太极拳和一般的健身体操不同，除去全身各个肌肉群、关节需要活动外，还要配合均匀的深呼吸与横膈运动，而更重要的是需要精神的专注，心静、用意，这样就对中枢神经系统起了良好的影响，从而给其他系统与器官的活动和改善打下良好的基础。

调节中枢神经、加强大脑机能

神经系统，尤其是它的高级部分，是调节与支配所有系统和器官活动的枢纽。人类依靠神经系统的活动，以适应外界环境并改造外界环境。人依靠神经系统的活动，使身体内各个系统与器官的机能活动按照需要统一起来。

太极拳的练习，对中枢神经系统起着良好的影响，因为太极拳一开始，就要求体舒心静，排除杂念，注意力集中，用意不用力，这些都是对大脑活动的良好训练。

此外，从动作上来讲，太极拳的动作，练习时要如行云流水，连绵不断，如长江大河，滔滔不绝，"其根在脚，发于腿，主宰于腰，行于手指，由脚而腿，而腰总须完整一气"。由眼而手部、腰部、足部，上下照顾毫不散乱，前后连贯，同时动作的某些部分比较复杂，必须有良好的平衡能力，因此需要大脑在紧张的活动下完成，也间接地对中枢神经系统起训练作用。这样就提高了中枢神经系统的紧张度，从而活跃了其他系统与器官的机能活动，加强了大脑方面的调节作用。

太极拳是一种很有趣的活动，经常练习的人，都有这样一种感觉，就是练架子的时候，周身感觉舒适，练后精神焕发，心情愉快，这些都是练者高度的情绪性与兴趣浓厚的证明。情绪性的提高，在生理上有极重要的意义。国外一位医学专家说过："提高了患者的情绪，就等于将病治好了一半。"因此，太极拳对中枢神经系统起了良好的作用。

加强血液循环，增加肺活量

太极拳的动作，包括了各组肌肉、关节的活动，也包括了有节律的均匀的呼吸运动，特别是横膈的运动，因此它能加强血液及淋巴循环，减少体内的瘀血现象，是一种用来消除体内瘀血的良好方法。

全身各部骨骼肌肉的周期性的收缩与舒张，可以加强静脉的血液循环，肌肉的活动保证了静脉血液回流，及向右心室充盈必要的静脉压力。

呼吸运动同样也能加速静脉的回流。太极拳由于要求深长均匀的自然呼吸，且要气沉丹田，呼吸的效果增加，也就更好地加速了血液与淋巴的循环，加强了心肌的营养，改善了心脏的营养过程，为预防心脏各种疾病及动脉硬化建立了良好的条件。同时，太极拳深长的腹式呼吸，对提高肺脏的通气和换气功能，增加肺活量都有良好的作用。

改善人体新陈代谢

改善人体新陈代谢，也是太极拳的保健功效。老年人的很多疾病，是与新陈代谢的降低分不开的。因此，坚持打太极拳，对降低血液胆固醇含量，预防动脉硬化有良好的作用。

对心脑血管疾病患者来说，太极拳是一种非常适合的健身运动，它对中枢神经系统起着良好的影响，加强血液循环，减少体内瘀血，改善消化作用与新陈代谢过程。而且，它几乎适应各种人体慢性疾病的康复，对神经衰弱、神经痛、高血压、心脏病、肠胃病、肝病、肾病、腰肌劳损、风湿寒腿、关节炎、糖尿病等，都有良好的疗效。

小贴士：练拳时要用意而不用力

练拳时要用意而不用力。太极拳的每一个动作都是由意识来支配的，从而达到精神和肌肉两方面的锻炼。老年人在练拳时，最好能选择一个清静避风的环境，以保持良好的心理状态，不要边练拳边与人交谈，以致失去锻炼的功效。

同时，要根据各人不同的体质和健康状况，选择一定的架势，做到量力而行。如年高体弱的，可采取姿势较高的小架子，尤其患有高血压、心脏病者，在做"分腿""踢腿""下势"等动作时，千万不要用力抬腿或下蹲，只要意识上想到了，同样可以得到锻炼效果。如果膝关节有不适的感觉，应提高重心或停止习练，不可强求。

慢跑

慢跑尤其适合心健康主义者

慢跑被人誉为"有氧代谢运动之王"，尤其适合中老年人。慢跑对于保持中老年人良好的心脏功能，具有积极的作用。老年人吸氧能力较低，而锻炼能提高吸氧能力。练慢跑的老年人，最大吸氧量不仅显著高于不锻炼的同龄老人，而且还高于参加一般性锻炼的老年人。慢跑运动可使心肌增强、增厚，具有锻炼心脏、保护心脏的作用。长期坚持慢跑的人，平时心跳频率可下降到每分钟 $50\sim60$ 次左右，这可使心肌得到较长时间的休整。

冠心病、高血压、动脉硬化等老年性疾病大多与体内脂质代谢有关，慢跑能改善体内脂类物质的正常代谢，降低胆固醇和甘油三酯的含量，可预防和减少胆固醇等脂质在血管壁上的沉积，从而起到防治冠心病、高血压等老年性疾病的作用。

慢跑还可控制体重，预防动脉硬化，调整大脑皮层的兴奋和抑制过程，消除大脑疲劳。慢跑运动还可使人体产生一种低频振动，使血管平滑肌得到锻炼，从而增加血管的张力，能通过振动将血管壁上的沉积物排除，同时又能防止血脂在血管壁上的堆积，这在防治动脉硬化和心脑血管疾病上有重要的意义。

掌握 7 要点，跑出健康来

第一，不要低头，要抬头，双眼注视前方，这样不会对颈椎造成伤害。

第二，跑上坡路时，减小步伐，这样会更轻松。

第三，双脚落地要轻快，"下脚"过重会增加骨骼负担；脚落地的时候，膝关节应该略微弯曲。

第四，保持双肩放松，以免脖子僵直；后背也要尽量保持挺直放松，以使肌肉得到锻炼。

第五，髋部和腰部不要左右扭动幅度太大，这会增加受伤概率。

第六，胳膊弯曲大约 90 度，跑步时应该"甩开膀子"，让手臂尽量摆开。

第七，跑步时，双手自然放松，拳头不要握得太紧，也可以伸开双手，掌心向内。

掌握以上 7 个跑步的要点，不仅可以提高跑步质量，还有助于减少疲劳，避免受伤。

有节奏、循序渐进地慢跑

慢跑无论何时开始，都有效果，起初可以少跑一些，或隔一天跑一次。经过一段时间的锻炼后，再逐渐增加至每天跑 20～30 分钟为宜，并长期坚持。

慢跑时，全身肌肉要放松，呼吸要深长，缓慢而有节奏，可两步一呼、两步一吸，亦可三步一呼、三步一吸，宜用腹部深呼吸，吸气时鼓腹，呼气时收腹。

要保持均匀的速度，以主观上不觉得难受、不喘粗气、不面红耳赤，能边跑边说话的轻松气氛为宜。客观上慢跑时每分钟心率不超过 170 减去年龄数为度。例如，60 岁的人慢跑时的心率以每分钟 170－60＝110 次，慢性病患者跑的速度还可再适当降低，距离也可短些。

安全提示

选择平坦的路面，不要穿皮鞋或塑料底鞋，如果在柏油或水泥路面上，最好穿厚底胶鞋。

跑前应先走一段，做做深呼吸，活动一下关节。

如在公路上，应注意安全，尽量选择人行道。

如果在慢跑后感到食欲不振，疲乏倦怠，头晕心慌，就可能是运动量过大了，必须加以调整，或取得医生的指导。

小贴士：慢跑也要量力而行

跑步运动对健心的作用是非常大的，慢跑的运动节律要求平稳，血流量对血管壁的压力模式比较固定，这种作用在肌肉压力的重力下对血管壁起到"按摩"的作用，对恢复血管的弹性有着积极的作用。但对心脏有疾患者来说，心脏负担还是比平时有明显加快，因此在医生的嘱咐下一定要量力而行。首先是慢慢适应这种运动方式，然后再逐步提高跑步的强度和运动量。

游泳

游泳改善心血管功能

游泳对心血管系统的改善有相当重要的作用。冷水的刺激，通过热量调节作用与新陈代谢，能促进血液循环。此外，游泳时水的压力和阻力，游泳速度的加快，都会对心脏和血液的循环起到特殊的作用，使心房和心室的肌肉组织功能得到加强。

游泳时，整个血液循环系统都能得到改善，静止状态下舒张压有所上升，收缩压有所下降，因此血压值变得更为有利；血管的弹性也有所提高。

根据有关专家统计，一般人在安静状态下每分钟心脏

跳动约 66～72 次，每搏输出量约为 60～80 毫升，而长期
参加游泳锻炼的人，在同样情况下心脏跳动 50 次左右，
每搏输出量却达到 90～120 毫升。

制定一个游泳健身计划

应拟定一个适应自己的体力和能力的计划，选择泳
姿、运动强度和运动时间，注意锻炼、健身和放松相
结合。

如有可能，一星期练习 2 次。最初，限定在水中大约
20 分钟，逐渐增加至 1 小时，并增加进游泳池的次数。

假如锻炼逐渐开始，并且不打算做任何激烈运动，在
实施简单的健身游泳计划以前，就无需看医生。但如果有
心脏病、高血压、肺病、糖尿病史或有其他较严重伤残，
应就健身计划征求医生的意见。

准备活动应充分

先用冷水淋浴或用冷水拍打身体及四肢，对易发生抽
筋的部位可进行适当的按摩。如果平时能够坚持冷水浴，
就可提高身体对冷水刺激的适应能力，从而有效地避免游
泳时发生腿抽筋。

游泳前 1～1.5 小时，喝 1 小袋牛奶

在游泳前 1～1.5 小时，最好选择食用体积小、易消
化和能量高的食物，可以喝 1 小袋牛奶或者含糖饮料，吃
一点巧克力、奶酪、面包或饼干。这样，胃部会有舒适

感，运动时不会感到饥饿，同时，运动加快血液循环，胃蠕动也加快，胃部有少量食物，不会因此而产生不适。

不要空腹游泳。如果不吃东西，游泳中由于身体中糖的储备不足，就会造成低血糖，不但使人体力不足，而且还会影响大脑的能量供应，严重者甚至会发生晕厥，这在水中是非常危险的，甚至会发生溺水危及生命。

也不要刚吃完东西，就游泳。因为，进食之后，全身的血液会流向胃帮助消化，如果这时下水游泳，全身的血液就会强行流向四肢，这样供给胃的血液就少了，吃下去的东西不能很好地消化，所以胃就会不舒服。

游泳时一定要补水

不要以为游泳时身体不会失水。无论是在室内游泳池还是在有阳光照射下的室外游泳池，游泳时都会有中度的出汗。由于游泳时身体是湿的，所以你往往感觉不到出汗。澳大利亚游泳队的测试表明，游1000米的体液损失约为325毫升。如果你游泳时出汗过多而导致脱水太多时（你一般感觉不到），就会因电解质丢失过多而导致腿抽筋，因此游泳时也要注意随时补水。

游泳时，最好带瓶水放在岸边，在休息的间歇喝。不要只喝白水，要喝一些橙汁或者运动饮料，以便补充水、盐、糖和维生素等。

发生抽筋不要慌

游泳发生小腿抽筋时，要保持镇静，惊恐慌乱会呛水，使抽筋加剧。先深吸一口气，把头潜入水中，使背部浮上水面，两手抓住脚尖，用力向自身方向拉，同时双腿用力伸。一次不行的话，可反复几次，肌肉就会慢慢松弛而恢复原状。上岸后及时擦干身体，注意保暖，对仍觉疼痛的部位可做适当的按摩，使之进一步缓解。

小贴士：高血压患者应避免游泳

高血压患者最好不要去游泳，游泳需要用力和屏气等，这些都是高血压患者应避免的，还是选择如太极拳、步行、慢跑等运动为好。

冬泳对高血压患者是绝对禁忌的，因为冷水刺激会使全身表面血管突然收缩，血压骤然上升，心肌负担加重，会引起卒中、心力衰竭、心肌梗死等并发症。

保健操

强心保健操

老年人易出现血液黏稠度增高，可诱发多种心脑血管疾病。这套强心保健操，经常练习可以保护心脏功能，疏通经络，促进血液循环，预防心血管系统疾病的发生。

（1）按压肩井穴

用手指按压肩井穴（在颈后凸起的高骨与肩峰连线的中点），以酸胀感向手臂部及后背部放射时为度，每次做

5～10秒，每天2次。

（2）推擦肋缝

用双手的拇指分推每个肋缝，方向是由中间向两侧推。做10～15次。

（3）叩打胸部心前区

用手掌轻叩胸部心前区20～30次。

（4）揉捏胸大肌

用手掌大鱼际（在拇指根部，手掌的肌肉丰厚处）揉按胸大肌部位20～30次。

（5）点推心俞和膈俞

以手大拇指点推心俞和膈俞，方向由上而下，反复做30次。

（6）搓揉中指、小指和足心

每天早起和睡前，用一只手的拇指和食指，来回搓揉另一只手的中指（手厥阴心包经所过）和小指（手少阴心经所过）。将两手掌互搓发热之后，用手掌心来回摩擦两脚足心，使之发热。

按摩头部

按摩头部，能使大脑血液流动面扩大，促进血液循环，预防痴呆。

（1）按摩头皮

两手食指、中指、无名指弯曲，用指甲端快速往返按摩头皮1～2分钟，可加强头部供血，增强血液循环。

（2）双掌搓耳

两掌拇指侧紧贴前耳下端，自下而上，由前向后，用力搓摩双耳1～2分钟。可疏通经脉、清热安神，防止听力退化。

（3）双掌搓面

两手掌面紧贴面部，以每秒钟两次的速度用力缓缓搓面部所有部位，1～2分钟，可疏通头面经脉，促睡防皱。

小贴士：经常活动手指可健脑

经常做做手指操，做做十指指尖的细致活动，如手工艺、写字、绘画、雕刻、制图、剪纸、打字、弹奏乐器等。经常使用手指旋转钢球或胡桃，或用双手伸展握拳运动，可刺激大脑皮质神经，促进血液循环，增进脑灵活性，延缓脑神经细胞老化，可预防痴呆。

三个小动作

"小动作"，可减少或避免心脑血管病的发生，对患者的病情有一定的缓解作用。

（1）张闭嘴

闲暇之时，经常做"张闭嘴"运动，即最大限度地将嘴巴张开，同时伴之深吸一口气，闭口时将气呼出。如此一张一闭，连续做 30 次。这样通过面部的神经反射刺激大脑，可改善脑部的血液循环，增强脑血管弹性，有利于预防脑卒中及老年痴呆症的发生。

（2）咬牙切齿

把上下牙齿整口紧紧合拢，且用力一紧一松地"咬牙切齿"，咬紧时加倍用力，放松时也互不离开，可反复数十次。这样可以使头部、颈部的血管和肌肉、头皮及面部都有序地处于一收一舒的动态之中，加速脑血管血液循环，使趋于硬化的脑血管逐渐恢复弹性，让大脑组织血液和氧气供应充足，这可以消除眩晕的发生，防止"一过性脑缺血"症状及预防脑卒中的发生。

（3）摇头晃脑

平坐，放松颈部肌肉，不停地上下点头 3 分钟左右，然后再左右旋转脖颈 3 分钟，每天 2～3 次。这种轻柔的颈部运动，可增强头部血管的抗压力，并减少胆固醇沉积于颈动脉的机会，不仅有利于预防脑卒中，还有利于高血压、颈椎病的预防。

第四章

心脑血管疾病吃什么，怎么吃

　　高脂血症是动脉粥样硬化的主要形成因素，而动脉粥样硬化是冠心病的病理改变，亦是高血压病的发病因素之一。这些疾病往往发生在同一患者身上。饮食疗法是不可缺少的措施。

心脑血管疾病的饮食疗法

高脂血症是动脉粥样硬化的主要形成因素，而动脉粥样硬化是冠心病的病理改变，亦是高血压病的发病因素之一。这些疾病往往发生在同一患者身上。饮食疗法是不可缺少的措施。

控制脂肪和胆固醇的摄入量

脂肪和胆固醇与高脂血症和动脉粥样硬化的形成有直接的关系。人如果长期进食高胆固醇食物可破坏体内胆固醇的动态平衡，造成血清胆固醇升高。如果同时进食富含饱和脂肪酸的动物脂肪，可使血清胆固醇含量更加增高，动脉粥样硬化形成的速度也就会大大加快。脂肪的摄入量每人每日应少于 50 克，而且尽量使不饱和脂肪酸与饱和脂肪酸的比例，即植物油与动物脂肪的比例控制在 2：1。胆固醇的摄入量可酌情控制在每日 300～500 毫克。

控制总热量的摄入

热量摄入过多是肥胖的重要原因，而肥胖又是高血压病和冠心病的诱发因素。因此控制体重，对高血压病和冠心病的防治是十分必要的。控制体重，首先要控制热量的摄入。热量的获得主要依靠碳水化合物食品，而且尽量从粮食中获得。通常，碳水化合物的摄入约占热能的 60%～70%，如一般老年人每日需要总热能为 2000 千卡，含碳水化合物食品提供的热能应占 1200～1400 千卡，折算成大米和面粉为 350～450 克。碳水化合物不可食用过多，否则，肝脏会将其中间代谢产物作为原料合成甘油三酯。尤其是高血压病和冠心病患者，平时如果碳水化合物摄入过量，往往会加重病情。

食用适量的蛋白质

心血管病患者的膳食中蛋白质适量补充，可以提高机体抗御疾病的能力。膳食的蛋白质中含硫氨基酸的成分越多，高血压和脑卒中的发病率就越低。动物性蛋白质的含硫氨基酸的含量较多，可适量选食，但不可过多，动物性蛋白质最好的来源是鱼，其次是牛奶、瘦肉。

供给充足的维生素和食物纤维

各种维生素的供给，只要按平衡膳食的原则进食，一般可以满足。但由于有的患者忌吃蛋、奶和动物的肝脏，易造成维生素 A 摄入不足。食物纤维的摄入量每日达到 15 克以上，以利于胆固醇的排泄。为了补足维生素和食物纤维，应多食粗粮和蔬菜。如果每日能进食 500 克新鲜蔬菜，即可满足机体需要，平时能多吃些水果，则效果更好。

补充适量的无机盐和微量元素

无机盐钾、钙、镁和微量元素锌、铜、铬、碘等均对心血管有好处。绿叶蔬菜、谷类、海产品及核桃等含有这些物质，可以多吃一些。钠的摄入量应控制，以食盐计算，其食用量以每人每日 3～5 克为宜。

经常食用香菇、木耳、大蒜、圆葱及海藻类食物，可有降血脂和抗凝血的作用，对防治冠心病和高血压很有好处。

了解脂肪酸

什么是饱和脂肪酸，什么是不饱和脂肪酸

脂肪酸中碳与碳之间连接均为一个键的称饱和脂肪酸。所有的饱和脂肪酸在人体内都可以自然合成，不需要从食物中特别补充。如果碳与碳之间为双键连接的，则称不饱和脂肪酸。人体内不具备合成不饱和脂肪酸的条件，应由食物供给，因此不饱和脂肪酸也被称作必需脂肪酸。

什么是多不饱和脂肪酸

多不饱和脂肪酸又叫多烯酸，是指分子结构中含有 2 个或 2 个以上不饱和双键的脂肪酸。双键愈多，不饱和程度愈高，营养价值也愈高。随着科学的发展，某些多不饱和脂肪酸对人体的作用进一步被认识，特别是以廿二碳六烯酸、廿碳五烯酸和一般植物油中的亚油酸（常与亚麻酸共存）等为代表的多不饱和脂肪酸，目前已越来越引起人们的重视。

什么是 EPA、DHA

EPA 和 DHA 是两种多不饱和脂肪酸，根据它们化学

结构含碳的多少，也叫二十碳五烯酸和二十二碳六烯酸。EPA、DHA 有降低胆固醇，增加高密度脂蛋白的作用，而高密度脂蛋白是一种能移去血管壁上积存的胆固醇，疏通血管的物质。它们还有抑制血小板聚集、降低血黏度和扩张血管等作用。

含铜食物

铜元素具有保护心脏的功能

美国科学家最近公布的一项研究报告显示，铜元素具有保护心脏的功能，如果心脏病人每天适量补充铜元素，病情可以缓解。

研究报告说，如果人体缺乏铜元素，将可能引起胆固醇升高、血管内血液凝结，并引发心脏病。而含有丰富铜元素的食物，能帮助人体产生一种促使新血管成长的蛋白，这种蛋白能使受压迫的心脏恢复功能。

补铜以食补为主

要预防老年人铜缺乏症，关键在于饮食上更多摄入一些富含铜的食物，如虾、牡蛎、海蜇、鱼、蛋黄、肝、西红柿、豆类及果仁等。食物要嚼碎，以利于铜的吸收，不吃或少吃制作过精的食物。同时，在饭后不要立即服用维生素 C，因维生素 C 会妨碍铜的吸收。

富含铜的食物还有肉类（尤其是家禽）、水果、青豌豆、马铃薯、贝类、紫菜、可可及巧克力等。

小贴士：合理补铜有诀窍

铜是体内酶系统和核糖核酸制造所需的重要物质，适量的铜是营养成分，过量则是有毒元素。

铜元素与其他元素一起作用，有助于神经周围的阻断性髓鞘的合成，铜与锌互为对抗性，缺锌体内就会大量吸收铜，缺铜就会大量吸收锌。因此，在补铜时，也要适当补锌。

食糖过多会降低含铜食物的营养价值，因为果糖和砂糖会阻碍人体对铜的吸收，有机酸也可与铜形成水溶性复合物而妨碍铜的吸收。因此，在人体内缺铜，需用富铜食物进行弥补时，最好少吃糖。

少量饮酒

少量饮酒有益健康

无独有偶，加拿大一项新科研成果显示，适当饮酒可保护心脏，可避免20％～30％的冠心病发作。他们认为酒精可长期控制总胆固醇水平，增加高密度脂蛋白的水平。酒精具有减少血小板血栓形成的效应，不论葡萄酒还是烈性酒或啤酒中的酒精，均可减少冠心病发作的死亡率。

少量饮酒能降低痴呆症的患病概率。荷兰的科研人员，对 5395 位年龄在 55 岁以上（含 55 岁）的、没有任何痴呆症迹象的老年人，进行了为期 6 年的跟踪调查发现，那些每天喝 1～3 杯酒的人比那些不饮酒的人患上痴呆症的概率要低 42%。

饮酒有限量

现代流行病学研究表明：每日饮少量酒能有效地降低高血压病及冠心病的患病率和病死率。适量饮酒能缓解紧张，改善情绪和睡眠，有助于人际交往。

饮酒少量可以，多量不行，以每日不超过 15 克酒精为限。少量饮酒，按国外的标准是 30 克酒精，按我国标准为 15 克酒精。这样，葡萄酒、绍兴酒应在 100 毫升以内，60°白酒就是 25 毫升，如果啤酒就是 300 毫升。

小贴士：少量饮酒也要因人而异

由于不同的人对酒精的敏感性不同，个体差异很大，因此"安全剂量"是相对的。而且，不论是白酒、葡萄酒、啤酒或其他任何含酒精的饮料，只要总量过大，对肝脏都有危害。长期饮酒对肝脏的损害比偶尔一次大量饮酒更严重，每天饮酒比间断饮酒的危害性大，而一次大量饮酒的危险性又比一天分次饮酒要大。

饮茶

茶之所以有保健作用，是由它含有的特殊成分所决定的。据测定，茶叶中的化学成分达300多种，包括生物碱、维生素、氨基酸、茶多酚、矿物质、脂多糖等。这些成分有的能防病治病，有的有营养保健功能，有的兼而有之。茶叶中最重要的生理活性物质是生物碱，主要有3种：咖啡碱约1%～5%、茶碱0.05%左右、可可碱0.002%左右。其中咖啡碱的作用最关键。咖啡碱对人的神经系统有广泛的兴奋作用。饮茶后，首先是兴奋大脑皮层（小剂量50～200mg，每杯茶约含100mg咖啡碱），即可出现精神兴奋，思维活跃，提高对外界的感受性，消除瞌睡和减少疲乏。这表明饮茶和饮酒不同，饮茶时能保持清醒的理智和自控能力，使人睿智和有风度，与酒后多言失态截然不同。咖啡碱具有强心、消化、解毒、利尿作用，可缓解酒精、催眠药、吗啡、安眠药引起的中枢抑制。

茶还含有十余种水溶性和脂溶性维生素。每百克茶叶中含维生素C为100～500毫克，绿茶的含量比红茶高。维生素C能帮助胆固醇转变为胆汁酸，既有助于降胆固醇又有助于防止胆结石形成。维生素C又是解毒、防辐射、防重金属伤害、防疲劳和防感染的能手，并能抑制最终致癌物的形成和癌细胞的增殖。最近《美国国家科学院学报》上发表报告称，对在 4 周的实验期内，每天喝 5 小杯茶或 5 小杯咖啡的实验人员的检测表明：喝茶者，T 细胞分泌的抗病物质增多，抗细菌和抗病毒能力增强；而喝咖啡者没有变化，因为茶叶中含有的 L－茶氨酸能提高人体免疫细胞的机能。

茶叶中还含有 20％～30％的茶多酚类化合物，能促进脂类化合物从粪便中排出，降低血胆固醇，有助减肥和防治动脉粥状硬化。绿茶中的儿茶素含量最高，乌龙茶为绿茶的 41％，而红茶仅为 13％，这与发酵程度有关。茶叶中热量很少，而两杯某种时尚品牌的咖啡含的热量相当于一个汉堡包。另外茶叶中还有 2％～5％的氨基酸，有些是十分宝贵的，人体自身不能合成，有很重要的生理功能。茶叶中还有 40 余种矿物质元素，比如锌，对青少年的体格发育、智力发育和成人的性腺机能都有重要作用。

空腹饮茶，疾病身上爬

毫无疑问，喝茶有许多好处，可是如果喝茶的时间和方法不对，不仅不会促进健康，还会适得其反。例如有些老年人嗜茶成瘾，起床第一件事就是喝杯热茶。起床便空腹喝茶是一种不良习惯。因为茶叶含有咖啡碱成分，空腹喝茶，腹中无物，茶水直入脘腹，有如"引狼入室"。如果肠道所吸收的咖啡碱过多，会产生一时性肾上腺皮质功能亢进症状，出现心慌、尿频等不良反应。时间久了，还会影响人体对维生素 B_1 的吸收。所以自古以来就有"不饮空心茶"之说。

饭后饮茶，铁元素流失

有人喜欢饭后立即饮茶，这也是不良习惯。研究发现：茶叶中含有大量单宁酸，如果饭后马上饮茶，食物中的蛋白质、铁质与单宁酸很容易发生凝集。特别是老年人，因肠胃功能下降，对这些凝固物难以消化吸收，势必会减少对蛋白质、铁质的吸收。资料表明，饭后饮茶，人体对食物中铁的吸收量至少会降低 50％。时间久了，不仅降低了人体对食物中营养的吸收，影响器官的多种生理功能，还容易引发缺铁性贫血。

隔夜茶，毒如蛇

民间有这样的说法："隔夜茶，毒如蛇。"虽然有些夸大其词，但正好说明隔夜茶的特点。

清代《闲居杂录》有这样一段记载：

惊蛰后至九月，凡茶水在几上经宿者不可饮。因守宫（壁虎）之性，见水则淫，每于水内相交，余沥遗人，为性最毒。如误饮时，急觅地浆水解之，或吐或泻，尚可救一二。掘地以冷水拨之，令浊，少顷取饮，谓之地浆。

这个故事很有意思，"隔夜茶"之所以"不可饮"，是因为壁虎在里面放了毒，颇有民间传说的韵味。

现代科学研究证明，隔夜茶因时间过久，维生素大多已丧失，且茶中的蛋白质、糖类等会成为细菌、霉菌繁殖的养料，很容易变质，所以不宜饮用。

饭后茶水漱口，口气清新固齿

眼睛带血丝或常流泪，每天几次用隔夜茶洗眼，有较好疗效。清晨刷牙前后或吃饭之后，用隔夜茶漱一下，顿感口气清新，并有固齿作用。

多饮绿茶

在所有的饮料里，抗癌它是第一名。喝绿茶，能保护牙齿，还能使血管不容易破裂。绿茶里面含有茶多酚，而茶多酚是抗癌的。日本普查搞得特别好。他们普查完了，说40岁以上的人没有一个体内没有癌细胞。为什么有人得癌症，有人不得？跟喝绿茶有一定的关系。如果你每天喝4杯绿茶，癌细胞就不易分裂，即使分裂也要推迟9年以上。所以，在日本小学生每天一上学就喝一杯绿茶，咱们没有。

第二请注意，绿茶里含氟。这个氟有什么作用呢？古代人很早就知道，曹雪芹写红楼梦时就写贾府的人吃完饭拿茶漱口。苏东坡也有记载，他每次吃完饭拿中下等茶漱口，目的是坚固牙齿，但他不知道是氟的作用。日本人现在搞清楚了，氟不仅能坚固牙齿，还能预防虫牙，消灭菌斑。饭后3分钟，牙齿的菌斑就要出现。现在我们很多人牙齿不好，不但不拿茶水漱口，连白水都不漱，问题在哪里不知道。现在有人30岁就开始掉牙，50岁时牙就全掉了。医院里牙科最忙，牙科里镶牙室最忙。如果牙齿好，当然长寿啦，而我们很多人忽略了。其实你不用怎么费事，你拿茶水漱口，就把菌斑消灭了，而且坚固牙齿。到了老年，你牙齿坚固，不得虫牙。这是很小的一件事，但好处就太大了，值得坚持做。

第三，绿茶本身含茶单宁。茶单宁是提高血管韧性的，使血管不容易破裂。很多人因脑血管意外来北京治疗，医院每死4个人中就有1个是脑出血，这很危险，茶叶中含有咖啡碱、茶碱，它们都对心血管有一定的兴奋作用。茶叶中的茶多酚能促进维生素C的吸收，茶碱有利尿的作用，因此有轻度的降压作用。

茶叶的成分

茶叶包含多种化合物，如蛋白质、碳水化合物、矿物质、芳香油、咖啡碱、茶碱、茶多酚、尼克酸、单宁、维生素和多种微量元素等。

其中，单宁有助于防止动脉硬化，预防冠心病和高血压病的发生；茶多酚是一种强有力的抗氧化剂，能够清除自由基，维护血管的健康；尼克酸，维持血管的正常通透性，有保护血管的作用；茶碱有扩张血管和利尿的作用，茶叶中的B族维生素对神经、心脏及消化系统都有利。

高血压患者喝什么样的茶

茶叶中的成分虽然大多数都是对人体有利的，但其中的咖啡碱和芳香油却会导致心率增快，心脏输出量增加，从而引起血压升高。过量时会使心率加快，对高血压患者和心脏病人不利。茶叶中绿茶含咖啡碱最少，而茶多酚较多，高血压患者可适量饮用。

提倡长期饮淡绿茶，有降血脂、防癌、抗衰老等作用，但对于脾胃虚弱厌恶冷食者，不宜多饮，这些人可以选用半发酵的茶，如乌龙茶，尤其是在夏天，有清热利尿的作用。冬天可饮用淡红茶，若饮较浓的茶最好在饭后。

绿茶的降压功效

绿茶中含有的茶多酚类物质能够发挥抗氧化作用，对预防高血压有一定的效果。流行病学调查的结果：每天饮用 120 毫升绿茶，持续饮用 1 年以上者，可降低高血压的发病风险。

绿茶中富含类黄铜，可减少血小板过度聚集，可防范脑血栓等，常饮绿茶者发生脑卒中的风险比不饮者低 73％，因此常喝绿茶对预防高血压患者发生脑卒中大有益处。

绿茶可使血总胆固醇水平降低 25％。绿茶中的有效成分为儿茶素，它可有效降低血清及肝脏胆固醇水平，降低动脉粥样硬化指数，对脂肪肝有辅助治疗作用。

绿茶中的茶多酚复合体，可降低肝脏微粒体的细胞色素，可显著降低大肠肿瘤的发生率并减少肿瘤数目。

降压茶方

菊槐绿茶饮

原料：菊花、槐花、绿茶各 3 克。

做法：放入瓷杯中，以 80℃左右的开水冲泡，盖盖，浸泡 5 分钟即可。

功效：能平肝祛风，清火降压，适用于高血压头痛、头胀、眩晕等。

饮用提示：临睡前、服药后不宜饮绿茶。另外，有便秘、失眠、贫血、缺钙或骨折、胃溃疡、痛风以及泌尿系统结石、感冒发热患者不宜饮绿茶。

鱼或鱼肝油

多吃鱼，防治动脉硬化

鱼类味鲜肉嫩，易于消化，蛋白质含量高，脂肪含量明显低于畜肉，在餐桌上为许多人所偏爱。其实鱼类不仅是佐餐佳肴，对身体还有重要的保健作用，对预防动脉硬化和冠心病的作用十分明显。

流行病学资料曾公布过动脉硬化和冠心病的发病情况：欧洲和美洲的居民发病率最高，亚洲的日本人最少见，而北极的爱斯基摩人几乎不得这种病。与欧美居民相比较，这两个地区居民的饮食最为显著的特点是食鱼多。欧美居民平均每日吃鱼 20 克，日本人每日吃鱼 100 克，爱斯基摩人每日吃鱼 400 克。

科学家集中对鱼肉进行成分分析和研究，发现鱼中，尤其是海产鱼中，含有一种独特作用的必需脂肪酸。研究表明，这种必需脂肪酸具有影响人体脂质代谢作用，可使血甘油三酯和总胆固醇降低，高密度脂蛋白稍增高，故能防止动脉硬化和冠心病的发生。它还有抑制血管炎性反应的作用，从而延缓动脉硬化的形成。

这种必需脂肪酸在海鱼中的含量非常丰富，远远高于其他食物，多吃鱼就会多获得这种必需脂肪酸。另外，鱼类食品所含的无机盐也比一般畜肉高，其中的碘、钙都对防治心脑血管疾病有好处。

多吃鱼，降血压

鱼类含有极易消化吸收的优质蛋白质，有益于心血管健康的脂肪酸、较低的胆固醇、较丰富的常量元素和微量元素等，这些都使得鱼类在维护人体健康，特别是心脏健康方面扮演着重要的角色。众多的研究表明，常吃鱼类有助于减少心血管疾病的发生。美国心脏病学会和糖尿病学会都将每周食用 2～3 次鱼（特别是海鱼）作为膳食推荐。

日本科学家研究指出："高血压患者应在少吃盐的同时多吃鱼，这样会降低因高血压而致脑卒中的可能性。"原因是由血管壁释放的一种被称作前列环素的物质，它是一种强烈的血管扩张因子，能松弛血管四周肌肉，使血管扩张，血压下降，并能防止血体形成。而血液中与血小板相关的另一种前列腺素，称血体素 A_2，则是一种强烈的血管收缩因子，并能促进血小板聚集和诱发血体形成。从生理上，两者的平衡如果被破坏，血压就随之升高，并促使动脉硬化。而这两种物质是以血管壁细胞和血小板中所含的脂肪酸为料制成的。多吃鱼的人体内，起收缩血管作用的血体素 A_2 明显减少，血液的凝固性也随之降低。

有关资料也表明，生活在渔村的居民，高血压的发病率比山区居民明显降低。研究人员认为，渔民们大量摄入鱼类蛋白质，会使血管变得结实而富有弹性，因而不易破裂。同时，鱼类含钙、钾丰富，这对防治高血压无疑也是大有裨益的。

多吃鱼，少脑卒中

科学家通过比较发现，同是经济发达国家，日本患脑卒中的人大大低于欧美地区的一些国家，原因在于日本人食用鱼较多。多吃鱼对心脑血管有保护作用。研究表明，饮食中的蛋白质、含硫氨基酸的成分越高，则高血压的发病率越低。鱼类蛋白质含有丰富的蛋氨基酸和牛磺酸，都是含硫氨基酸，它能影响血压的调节机制，使尿钠排出量增加，从而抑制钠盐对血压的影响，降低高血压的发病率。

多吃鱼，少痴呆

鱼肉中富含 DHA（W－3 多不饱和脂肪酸），有保护血管内皮细胞、减少脂质沉积及改善纤溶功能的作用。科学家认为，DHA 是大脑细胞活动和保持活力必需的营养物质，它有助于改善神经的信息传递，增强思维和记忆能力。充足的 DHA 能激活脑细胞，防止脑功能衰退和痴呆症，预防心脑血管疾病。

加拿大科学家通过对患有老年痴呆症患者和健康老人的研究发现，健康老人血液中 DHA 脂肪酸的成分，远高于痴呆症的老人，表现有痴呆症状者的血液中 DHA 的含量，平均比健康老人少 30%～40%。因此，老年人多吃鱼，可减少痴呆症的发生。

中老年人需补充鱼肝油

中老年人脑细胞数量减少，心脑血管病、老年痴呆、骨质疏松症和糖尿病也较为常见。鱼肝油中的维生素 A 和维生素 D，是中老年人每天必需的营养素，维生素 A 能保护视力，而老年骨折 80% 因骨质疏松引起，得补充维生素 D。

小贴士：鲜鱼冷藏 4～5 个小时后再吃

很多人认为，鱼越鲜越好，并且喜欢现杀现吃，认为这样才能保证鱼新鲜又营养。食品营养专家建议：宰杀好的鱼，最好用保鲜膜覆盖后冷藏4～5个小时。鱼不能现杀现吃，是因为现杀的鱼蛋白没有完全分解，味道不够鲜美，营养成分也不充分。另外，刚宰杀的鱼有很多的寄生虫和细菌，在常温下或者在冰箱中冷藏4～5个小时，会杀死一部分寄生虫和细菌，食用起来更卫生。

蘑菇、木耳、藻类

三高一低的菇类

菇类被公认是三高一低（高蛋白、高维生素、高矿物质、低脂肪）的健康食品。

新鲜蘑菇含蛋白质3％～4％，比大多数蔬菜高得多，干蘑菇则高达40％，大大超过肉、鱼、禽、蛋中的蛋白质含量，且其氨基酸组成平衡，尤其是赖氨酸和亮氨酸丰富。

菇类是多种维生素的宝库，含有丰富的维生素 B_1、维生素 B_2、维生素 B_{12} 和维生素 C 等，蘑菇中含维生素 B_1、维生素 B_2 比肉类高，含维生素 B_{12} 比奶酪和鱼还高，是膳食中维生素 B_{12}（植物性食品一般不含）的最佳来源。菇类还含丰富的钠、钾、钙、铁、锌、碘等无机盐和磷酸腺苷、酪氨酸酶等。具有滋阴补阳、益气活血、补脑强心、延年益寿等功能。

清理血液靠木耳

木耳具有降低血清胆固醇、改善血液循环、提高血液载氧能力、提高肝脏解毒能力等药性作用。常食用，可全面调节人体生理机能，促进新陈代谢，增强免疫功能，延缓衰老，是较为理想的保健食品。

木耳中的胶质可把残留在人体消化系统内的灰尘、杂质吸附集中起来排出体外，从而起到清胃涤肠的作用。黑木耳能减少血液凝块，预防血栓等疾病的发生，有防治动脉粥样硬化和冠心病的作用。木耳还含有抗肿瘤活性物质，能增强机体免疫力，常食用可防癌抗癌。

藻类帮助增强免疫力

藻类大多属海洋性食品，其中的螺旋藻含有 18 种氨基酸（包括 8 种人体所必需的氨基酸）、11 种微量元素及 9 种维生素，可以健体强身、帮助消化、增强免疫力、美容保健、抗辐射。海藻多糖还有抗肿瘤、抗艾滋病的功能。

小贴士：一荤一素一菇

正餐最好是一荤一素一菇。荤素搭配才是合理的饮食，既不能光吃荤也不能光吃素，这样都不能满足人体营养需求。这里提到的菇，不仅仅指蘑菇，包含所有的菌藻类食物。菌藻类食物富含膳食纤维，可以促进胃肠蠕动，同时阻止胆固醇吸收。菇类还有抗衰老、抗癌的作用，每天都吃一点，就会使患心脑血管疾病的概率减少，减慢衰老。

牛奶

降低血胆固醇

目前普遍认为，能降低血胆固醇的食物，均有助于防心脑血管疾病的发生和发展。牛奶就是一种可以降低胆固醇的食物，对老年心脑血管病患者有利。

牛奶有降低胆固醇的作用，主要是因为牛奶中含有可以抑制人体肝脏合成胆固醇的物质。另外，牛奶中含有丰富的钙和乳清酸，这两种物质均可以降低食物中胆固醇的吸收。由此可见，牛奶可以通过这两种作用，降低休内胆固醇，从而达到减缓心脑血管疾病发生、发展的目的。

补充蛋白质和钙

牛奶除了有降低胆固醇的作用外，还是营养丰富的食品。据分析：每 100 毫升牛奶中含有 3.3 克蛋白质，130 毫克的钙，而胆固醇含量很低，可谓最好的高蛋白、高钙，低胆固醇食品，可作为补充蛋白质和钙的良好来源。随着年龄的增大，特别是 50 岁以上的人，骨钙丢失日趋严重，骨质增生等因缺钙引起的疾病也随之而来。牛奶不仅含量高而且吸收好，钙对心肌有保护作用，而且补充钙对高血压病有治疗作用。

因此，老年人尤其是心脑血管病患者，应每天饮用一些脱脂奶、酸奶等乳类食品，对身体维持良好的营养状况，延缓心脑血管疾病的发生、发展有好处。

小贴士：酸奶也是非常好的补钙食品

酸奶也是一类非常好的补钙食品，它不仅可以补钙，而且其中的有益菌可以调节肠道功能，适合各类人群尤其是老年人饮用。

对高血压患者来说，每日早晚各一袋 250 毫升的牛奶是非常有益的，最好饮用脱脂奶。如果不喜欢喝牛奶或者对乳糖不耐受，可以改喝酸奶、豆浆或无乳糖奶粉。

谷物油、橄榄油

谷物油预防动脉硬化

小麦胚芽油含较多的亚油酸、维生素 C 和维生素 E。近年研究发现，动脉粥样硬化与体内有较多的自由基有关，它可使血中低密度脂蛋白胆固醇氧化，氧化后的物质容易黏在血管壁上，加速动脉粥样硬化的进展。小麦胚芽油中，含有能防止氧化过程进行的维生素 E，所以就具有预防动脉硬化的作用。

德国学者认为，小麦胚芽油可以强化心脏功能，促进心脏冠状动脉扩张，增进人体内脏的血液循环，恢复体内老化了的内分泌腺，并可促进氧的利用，增加肌肉对疲劳的耐力，强化神经系统，去除胆固醇。

玉米油容易消化和吸收，且营养价值高，富含亚油酸、油酸、维生素 A 和维生素 E 等营养素。玉米油中含有的亚油酸，有防止血液中胆固醇沉积的作用，能防止动脉硬化。

从米糠中也可以制取米糠油。米糠中含脂肪 17%～21%，是不可多得的良好油源。米糠油清淡、可口，消化吸收率高，是营养丰富的食用油。经实践证明，米糠油能降低人体血清中的胆固醇。

植物油皇后——橄榄油

橄榄油含有对心血管健康有益的角鲨烯、谷固醇，富含维生素 A、维生素 D、维生素 E 等成分，是一种营养价值很高的食用油，经常食用对身体大有裨益。橄榄油不增加体内血液中胆固醇总量，且能提高血中高密度脂蛋白的含量，从而可延续血管硬化过程，所以，可以减少心肌梗死的危险性。

另外，橄榄油可以阻止血小板的聚集，使动脉血栓不能形成，可用来防治心血管病。如地中海沿岸国家的人们喜食橄榄油，因此，那里由心血管疾病造成的死亡率最低。橄榄油能促进胆汁分泌，长期食用橄榄油的人很少发生胆结石。在所有的食用油中，橄榄油最容易被肠道吸收。因此，长期食用橄榄油可防治便秘，这对冠心病和高血压患者甚为重要。因为大便干燥，在排便时腹压急剧增加，而导致心肌梗死和脑卒中发生屡见不鲜。

橄榄油性质稳定，既适于凉拌食物，也可在高温下烹调。即使在 200℃的高温下，橄榄油一般也不会分解。高血压患者适宜以橄榄油代替一般的植物油使用，每日食用 20～30 克即可。

小贴士：食用油要多样化

日常用油时，最好遵循均衡的原则，也就是说植物油和动物油要配合食用，不要单吃一种，动物油与植物油应按 1：2 搭配食用较为合适。植物油也是油，它的热量和等量的动物脂肪一样高，过量食用一样可以造成血脂、血压、体重的异常升高。根据中国营养学会的"中国居民平衡膳食宝塔"，在饮食不太油腻的情况下，每人每天的食用油使用推荐量为 25 克，也就是一个普通小汤匙的 2 匙半就够了。

大豆

有宜降低胆固醇

大量研究表明，高胆固醇血症是促使动脉硬化发生、发展的重要因素之一。因此，预防心脑血管疾病，饮食上应从降低血液中胆固醇浓度着手。国内外在这方面做了大量的研究工作，发现了许多食物和食物成分，具有降低血液胆固醇的作用，大豆就是其中之一。

大豆含有豆固醇，豆固醇与谷固醇一样，都是植物固醇。人体摄入植物固醇以后，不但不能吸收它，而且还能抑制其他胆固醇的吸收。用大豆蛋白代替动物蛋白，可显著降低高胆固醇血症病人的血胆固醇，其总有效率在90％以上。

豆制品也有保健功能

豆类食品是大家非常熟悉的食物，而且价格较便宜，蛋白质含量丰富，又具有降低血胆固醇的作用。因此，血脂高的人，可以通过经常吃一些豆腐、豆芽菜，以及各种豆类食物来降低血胆固醇，把它作为一种饮食治疗手段。血脂不高的人，常吃豆类食品，可起到保健防病的作用，对预防心脑血管疾病的发生、发展大有益处。

小贴士：高血压患者的最佳蛋白质

大豆及其制品（豆浆、豆腐、豆腐皮等），是高血压患者最佳的蛋白质来源。大豆中含有植物蛋白质，可以降低血浆胆固醇浓度，防止高血压的发生和发展，对心血管病有很好的防治作用。

高血压患者在饮食上应注意动物蛋白质和植物蛋白质的合理搭配。每日摄入的蛋白质中，植物蛋白应占50%，最好为大豆蛋白。动物蛋白，可少量选用鸡肉、鸡蛋蛋白、猪瘦肉等优质动物蛋白。

膳食纤维

有益减肥

膳食纤维常指纤维素、半纤维素、果胶、木质素等，它主要存于粮食、水果、蔬菜等植物性食物中。因人体消化器官中，不存在水解粗纤维的酶，所以它不能被人体消化吸收，没有什么营养价值，但它可"充饥饱腹"，对人体健康具有十分重要的作用。

膳食纤维之所以具有减肥的功能，是由于它对食物中脂肪的消化吸收率影响很大。利用食物中的膳食纤维实行减肥，摄入富含膳食纤维的食物后，不影响正常的葡萄糖吸收和胰岛素释放，可产生饱腹感，从而使脂肪沉积减少，达到去肥减重的目的。

通便

欧美居民及牙齿不好的老人，患便秘者多。其原因主要是：这些人群的饮食以精米、细面、肉食、罐头等"精制食品"为主，其中缺乏足够的膳食纤维来刺激和推动肠蠕动。粪便在肠腔内滞留太久，其中的水分被过分吸收，而致大便燥结难以排出。

便秘患者若能多食富含膳食纤维的糙米、蔬菜、水果，让膳食纤维在肠道内充分发挥其功用，使肠蠕动恢复正常，即可解除便秘之苦。

降胆固醇

造成功脉硬化的原因之一，是由于血胆固醇的增加，使较多的胆固醇沉积在血管内壁。其结果不仅降低了血管的韧性和弹性，而且使血管内壁加厚，管径变细，影响血液流通，增加了心脏的负担。

食品中的膳食纤维，可与胆固醇相互结合，防止血胆固醇的升高。从而有利于防止冠心病的发生和进一步的恶化。另外，食物中的膳食纤维还能与胆酸结合，使部分胆酸随着膳食纤维排出，而胆酸又是胆固醇的代谢产物。为了补充被排出的部分胆酸，就需要有更多的胆固醇进行代谢。胆固醇代谢的增加，则减少了动脉硬化发生的可能性。

降糖防癌

高膳食纤维饮食，不仅降低每日糖类的摄入量和肠内糖的可吸收浓度，而且能调节胰岛素的分泌，使血糖与胰岛素处于一种比较理想的水平。另外，膳食纤维可促进排便，减少大肠内通过细菌发酵而形成的潜在致癌物质。有些蔬菜，如卷心菜、萝卜、菜花等，还可抑制肠道肿瘤的发生，被人们称为肠道内防癌的卫士。

膳食纤维的来源

膳食纤维是植物性成分，植物性食物是膳食纤维的天然食物来源。糙米和胚芽精米，以及玉米、小米、大麦、小麦皮（米糠）和麦粉（黑面包的材料）等杂粮中含有丰富的膳食纤维。

根菜类和海藻类中膳食纤维含量较多，如牛蒡、胡萝卜、四季豆、红豆、豌豆、薯类和裙带菜等。

海带、紫菜、木耳、蘑菇等菌藻类食物中，含膳食纤维也较多。

蔬菜水果，是膳食纤维的重要来源。薯类含有丰富的淀粉、膳食纤维以及多种维生素和矿物质。富含蔬菜、水果和薯类的膳食对保持身体健康，保持肠道正常功能，提高免疫力，降低患肥胖、糖尿病、高血压等慢性疾病风险具有重要作用。推荐我国成年人每天吃蔬菜 300g～500g，水果 200g～400g，并注意增加薯类的摄入。膳食纤维在蔬菜、水果中含量丰富。

小贴士：每日摄入多少因人而异

世界粮农组织建议，正常人群膳食纤维的每日摄入量应为 27 克，我国营养学会在 2000 年提出，成年人每日适宜摄入量为 30 克。目前，我国国民从日常食物中摄取的膳食纤维，只能达到每日 8～12 克。此外，针对"富贵病"患者，在此基础上应每日增加 10～15 克，2～20 岁的幼童、青少年，其每日摄入量推荐为年龄数加 5～10 克。

荞麦

辅助降血脂

荞麦面中含有蛋白质 7%～13%，比大米、白面含量都高，其必需氨基酸含量，如赖氨酸比大米和小麦面粉丰富。荞麦含脂肪 2%～3%，这些脂肪含有 9 种脂肪酸，其中最多的是油酸和亚油酸。

油酸在人体内可以合成花生四烯酸，它起着降低人体血脂的作用，同时还是人体神经系统重要组成成分，特别是人脑的组成成分，在人体的生理调节中起极大作用的前列腺素，更离不开花生四烯酸的合成。

据科学家的研究，荞麦的胚乳中所含的糖分比一般粮食淀粉更易于消化吸收。

有益稳定血压

荞麦含有的微量元素和维生素等营养物质也是出类拔萃的。有资料显示，荞麦面含有的维生素 B_1 和维生素 B_2 比小麦面粉多 2 倍，烟酸多 3～4 倍。突出的是，荞麦面中还含有其他食品少有的芦丁成分。

烟酸和芦丁有降低人体血脂和胆固醇的作用，是治疗高血压、心脏病的重要药物。在喜马拉雅山南面山腰的尼泊尔，人们不仅大量摄食荞麦面，而且还吃荞麦的茎和叶。据研究，风干的荞麦茎叶中，芦丁成分比荞麦含量大10倍。因此，那里很少有人患高血压病。

促进造血、扩张血管

荞麦面中含有的矿物质也有其特殊的意义。荞麦面中的矿物质高于许多天然食品，含量为精白米和小麦面粉的2～3倍。其中铁的含量为小麦面粉的3～20倍，它是人体造血和血液循环必不可少的重要成分。

镁的含量在荞麦面中也高于其他粮食品种，其含量是大米和小麦面的2倍。它能促进人体纤维蛋白溶解，使血管扩张，抑制凝血酶的生成，具有抗血栓形成的作用，也有利于降低血清胆固醇，对于急性贫血性心脏病和高血压，都有一定的治疗作用。

小贴士：先看宜忌，再食荞麦

荞麦性凉，一次不可食用太多，否则易造成消化不良。

脾胃虚寒、消化功能不佳，以及经常腹泻的人，也不宜食用荞麦。

荞麦中所含蛋白质及其他过敏物质，可引起某些人的过敏反应，凡体质易过敏者，应当慎食或不食荞麦。

第五章

天高心自阔

　　影响人健康的因素有四个，父母遗传因素 15％，环境因素 17％（其中社会环境 10％，自然环境 7％），医疗因素 8％，个人生活方式 60％（其中合理膳食约 13％，心理平衡约 30％，其他约 17％）。也就是说，健康的决定因素是自己的生活方式，"我命在我不在天"，健康的钥匙是在自己的手里。

心态决定一切

米卢在带领中国足球走向世界的同时，还给中国人送上了一份丰厚的思想大礼：心态决定一切。在现实中，许许多多的人虽才华横溢却沦为平庸，其主要原因就在于心态。

心态，决定一切。

工作是一个人需要付出努力的。在这个世界上，没有卑微的工作，只有卑微的工作态度，而工作态度完全取决于我们自己。

有这样一个故事：

三个工人同时在一个建筑工地上干活。

有人过来问："你们在干什么？"

第一人叹气着说："你没有看见吗？在搬砖头。"

第二个人抬头笑了笑："我们是在盖一幢大楼。"

第三个人，他笑得很灿烂，开心地说道："我们是在建设一个崭新的城市。"

若干年过去了，第一个人还是在工地上搬着砖头；第二个人已经坐到办公室里设计建筑图纸；而第三个人，则成为前两个人的老板。

工作如此，健康也是如此。心理健康是身体健康的基石。

影响人健康的因素有四个，父母遗传因素 15%，环境因素 17％（其中社会环境 10％，自然环境 7％），医疗因素 8％，个人生活方式 60％（其中合理膳食约 13％，心理平衡约 30％，其他约 17％）。也就是说，健康的决定因素是自己的生活方式，"我命在我不在天"，健康的钥匙是在自己的手里。正如 2400 年前医学之父希波克拉底所说："病人的本能就是病人的医生，而医生只是帮助本能的。"

所以，最好的医生是自己，自己关爱自己；最大的敌人也是自己，自己伤害自己；最好的药物是时间，"上医治未病"，"一两预防胜过一磅治疗"；最好的心情是宁静，一颗平常心，胜过万灵药。平和心态并非心如枯井，更非麻木不仁，也不是平庸调和。平和心态是用平常心情看待人生，用和谐心境对待世界。是积极而不消极，乐观而不悲观，不大喜大悲，不大惊大恐。是人生智慧、理性、阅历和磨炼的结晶。

在这样的心态下，人体能把全身各系统、各层次、各方面的免疫力、抵抗力充分地调动整合起来，形成极为强大的对付各种细菌、病毒、癌细胞的综合抵抗能力，全身生理机能稳定（"正气存内，邪不可干"），疾病不发生，一旦发生也能很快恢复。

好的心态不仅跟心理调节有关，坚持一些好的生活习惯对保持好心情也有帮助。

干净、舒适地裸睡

现在的人失眠的比睡得好的多，睡要质量好，裸睡成了一种新流行，褪去全身的衣物，暗示自己退去了一天的重负，全身光洁而轻松地享受来自身体的天然舒适感觉。裸睡还能让皮肤自在均匀地呼吸，增添自主和快乐意识。

每周素食一天

现代人普遍摄入过多油脂、甜饮料和酒类，不仅人会肥胖，重要的是频繁的烟酒、肉类、淀粉类食物还会增加肠胃负担，这给现代人的健康问题频频亮出警示红灯。每周素食一天的健康新概念，倡导每周让疲惫和拥胀的肠胃有一天清除和调理的时间。

让快生活变慢

现代人的节奏变得越来越快，尤其是越有能力的人，越慢不下来，无休止的工作，快节奏的生活让人如同一只旋转越来越快的加速器，让人透不过气来。一种"慢生活"观念悄然流行起来，提倡慢工作，慢餐，慢运动，慢休闲，慢阅读。

坚持定期体检

设备齐全，环境优雅的专业体检中心，检查身体是健康人的必由之处。体检已成为现代人的一种自然行为。一种对待健康生活的新态度。

专心冥想缓除压力

冥想是一种静思或沉思的形式。专心冥想是一种"缓除压力"的过程，冥想能让你的血压下降、脉搏降低、睡眠更安稳，缓解身体紧张，还可以治疗心脏病、关节炎等疾病。

多笑一点

可以试着尝试和体验开始微笑，或者大笑。你会发现，你的情绪会得到调整，你会变得轻松和快乐起来。

如何保持平和心态

哲学家讲过：生活像镜子，你笑它也笑，你哭它也哭。什么叫幸福？幸福没有固定标准，幸福是一种感觉，而且幸福感跟金钱无关，甚至相反，因为它是一种感觉。

最近一个经济学家，他利用心理问题研究经济学，最后得了诺贝尔奖。他举了个例子，一个人之前生活很幸福、很快乐，有一天，他参加了一个同学聚会，发现有同学比他挣的钱多，比他的房子大，他的幸福感立刻消失，心里很难受；相反他跟穷人比，马上高兴起来。本来啊，世上就两种人：一种人用乐观的、积极的、正面的态度看世界。天天都健康，天天都高兴，天天都是"春风桃李花开日。"另一种人用悲观的、消极的、负面的观点看世界，天天都是凄风苦雨，天天都是"秋雨梧桐叶落时。"本来是一样的，您从不同角度去比，结论完全不一样，有人因为没有鞋，痛苦极了，天天哭，人家有鞋，我没鞋。后来再看邻居孩子，人家连脚都没有，没有腿。哎，我可太幸福了，我是没有鞋，他连腿都没有，他还那么用功，学习那么好。这个就看你怎么比，实际上，人的人生态度是完全不一样的，一种乐观，一种悲观。不同的人生态度，绝对会影响你不同的人生未来。

三自一包，百岁不老

健康如此重要，我们自己能做些什么呢？要想健康快乐 100 岁，简单说就一句话：三自一包，百岁不老。

什么叫三自一包呢？

第一，自己关爱自己。首先要自己爱自己，不爱自己，暴饮暴食、大吃大喝、抽烟、酗酒、赌博，就是自己跟自己较劲，你大悲、大惊、大恐，这样下去寿命肯定长不了。

第二，自己教育自己。世界卫生组织提出用科学知识来武装自己，像很多健康方面的书籍，都应该有机会去学习。

第三，自己解放自己。

自己解放自己就是要学会自我解压，学会笑对人生。

有些人一得病就疑神疑鬼，自找麻烦，自我加压；一遇到不顺心的事就死钻牛角尖，怎么也出不来。这样的人，每天都是生活在极大的压力之下，怎么可能会快乐呢？

　　有一位离休的局长找我看病，我跟他说：老局长，您的脑出血真是白得的。他不解，怎么是白得的呢？事情是这样的，那天，他要去办事，找机关要车，结果，车晚到了 5 分钟，他很生气；再一看，来的车不是原来的奥迪，而是一辆桑塔纳，他更生气，结果一下子突发脑出血，还好抢救过来了。我跟那位局长说，要是换了我，绝不会得脑出血，为什么？您要想开了呀，你现在退下来了，时间有的是，别说是晚了 5 分钟，晚 10 分钟也没什么关系，别说派一辆桑塔纳，就是夏利，我觉得也挺好。奥迪是给现任局长用了，您就不用着急了。还算万幸，局长抢救及时，您要真死了，中国的局长多的是，中国统计人口也还是 13 亿，一个也少不了，倒是您家少一口人是真的。

　　俗话说，人生在世，不如意之事十之八九，这就要我们学会自我调节，自我解压，自己解放自己。毛泽东同志说得好："自信人生两百年，会当水击三千里。"

真正的心灵鸡汤——养心八珍汤

　　八味"药"，天天喝，早晚喝，让大家天天心情舒畅，健康快乐 100 岁。

　　中华民族五千年的文化，博大精深，渊源悠长。最精彩之一就是一付养心八珍汤，八味"药"，天天喝，早晚喝，让大家天天心情舒畅，健康快乐 100 岁。

慈爱心一片。做人最重要的，是要有爱心。邓小平同志讲：我深情地爱着我的祖国。作家冰心说过："有了爱，就有了一切。"如果一个人没有爱心，我们千万不要跟他交朋友，没有爱心的人啊，父子仇杀，夫妻残杀，兄弟反目。

好肚肠二寸。好人会有好报，你对人善别人对你善，你对人恶别人也会对你恶。现在全世界恐怖分子到处都有，到处搞爆炸，什么道理？善有善报，恶有恶报。我们说身体健康需要维生素，心理健康要不要维生素呢？也要维生素，善良就是心理健康最好的维生素。

正气三分。人要心存正气，要做好人，不能做坏人，不能贪污，不能腐败，越是腐败，死得越快。巴西医生调查了 583 个贪官和 583 个廉洁官员。10 年随访下来，贪官里面 60％以上得癌症、脑出血、心肌梗死；而廉洁官员患病率只有 16％，还没有一个死亡的。特别是福利局的 16 名官员，集体贪污，集体被撤职。平均年龄 41 岁，随访结果，16 人中 15 个人得了重病，6 个人死亡。所以结论一句话：廉洁有益健康，腐败导致死亡。因为腐败的人啊，他恐惧后悔，自责自罪，白天食不知味，夜里寝不能寐，从腐败开始直到被揭露出来，受到惩罚惶惶不可终日，导致身体免疫机能全面下降，极易患病。

宽容四钱。一个人要做一番事业，必须心胸宽，肚量大。心胸狭窄，鼠肚鸡肠做不成任何事，有多大肚量就能做多大事业。现代社会，心胸狭窄、不宽容的人，自己受罪，事业也失败。

孝顺常想。孝顺是中华民族的传统美德。但现在离婚率越来越高，离婚速度越来越快。很多年轻人价值观变了，他们搞对象的标准和以前不一样了。原来爱情讲究的是真、善、美，花前月下，美好的爱情可以降血压；现在找对象要俊男靓女、酷哥辣妹，帅要帅呆了，酷就酷毙了。爱情都变麻辣烫了，变成升血压了。

有青年人征求我找对象的意见，我就告诉他，你要找对象啊，甭找什么酷哥辣妹，你就先看对方孝顺不孝顺父母。如果他连爸妈都不孝顺，那我先警告你，无论他表面对你多好，你可要小心。因为每一个人都是吃妈妈的奶长大的，对爸妈都不孝顺，那绝对是"白眼狼"。

老实适量。老实很好，但要适量？因为社会太复杂了，对方老实，你老实，如果对方不老实，你小心被人骗，谁要是过分老实上当受骗，可别赖八珍汤，因为八珍汤让你老实适量，可没叫你老实过量啊。

奉献不拘。像我们的周总理一样，活到老，学到老，与时俱进，不断充电，你才可以奉献社会。

回报不求。做好事，不求回报。李瑞环同志说过：但行好事，莫问前程。

这八味"药"，怎么配呢，不是一般的机械混合，八味"药"先放在宽心锅内，文火慢炒，不焦不躁；再放进公平钵内研，精磨细研，越细越好。三思为末，淡泊为引，做事三思而行，做人淡泊明志，做成菩提子大小，和气汤送下，清风明月，早晚分服。

面对清风明月，夜深人静时，养心八珍汤可以净化心灵，升华人格，陶冶情操，调适心理，做到物我两忘。不以物喜，不以己悲。

养心八珍汤有六大功效：

第一，诚实做人；第二，认真做事；第三，奉献社会；第四，享受生活；第五，延年益寿；第六，消灾祛祸。

心理平衡三个正确

一个人要心理平衡，最重要的就是正确对待自己，自己人生的坐标定位要准、要到位，可千万不要越位，也不要错位，还不要不到位。

怎样保持良好的心态呢？只需记住 3 句话，即 3 个"正确"：正确对待自己，正确对待他人，正确对待社会。

这其中，最难的就是正确对待自己。自己人生的坐标定位要准、要到位，可千万不要越位，也不要错位，还不要不到位，不要自卑。有人把自己过高估计了，有人定错位了，有人不到位，这些都不行，要了解自己。有些人干这个事挺好，可非得去干别的事不可。有人本来搞科研挺好的，可非要当领导干部，这样一下子不行了。人的才能不一样，所以一定要给自己定位准确，做自己想做的事才会快乐。很多很有本事的人最后失败了，为什么？越位。本来您的本事该当第三把手，第三把手地位就够高的了，您还不满足？非要争第一把手，那不行，您错位，肯定就不行。人贵有自知之明，"知人者智，自知者明"，明比智更难。

另外，要正确对待他人，心中常有爱心，关爱他人，正确对待社会。既要全心奉献社会，又要尽情享受生活。事业上要有进取心，生活中要有平常心。人要永远对社会有一颗感激之心，人不论本事多大，您给社会的永远不如社会给您的。因此，您要感谢社会，爱祖国、爱社会、爱集体。从您吃奶开始，衣食住行都是社会给您的，没有社会，绝对没有您的幸福。不信？把您放在沙漠中，放在树林里，您非死不可！

正确对待自己，关爱他人，感激社会，只要做到这点，基本上处事就能得心应手，心理压力就小，什么事都好解决了。

好心态来自三个快乐

没有一个人永远走运，没有一个人永远倒霉。巴尔扎克讲过："苦难是生活最好的老师。"

我们还要保持自己三种正直、愉快的心态，或者叫"三个快乐"：第一，助人为乐；第二，知足常乐；第三，自得其乐。

为什么要助人为乐呢？因为帮助人的过程可净化自己的灵魂，升华人格，助人是人生最大的快乐。"爱人者人恒爱之，敬人者人恒敬之。"我管的病房里经常住着一些大款，我经常劝他们，您有钱不要吃、喝、嫖、赌，得了艾滋病，还没有药治，死得更快，您有钱赶紧捐给希望工程。您把钱给老少边穷地区，支援开发大西北，他高兴，您高兴，全社会都好，所以春风得意时要助人为乐，千万不要忘乎所以。有人说，我可助不了人，我没钱，怎么助人？唉，您看谁谁比我更有钱，谁谁比我地位高。我说，您可别这么比，这么比会气死人。他钱比您多，可是他风险比您大，他地位比您高，他压力比您大，事情总是一分为二的。

助人为乐亦是战胜孤独的一把金钥匙。如今，中青年人孤独，老年人孤独，商人孤独，知识分子孤独。有一个富商，买卖兴隆通四海，但常常陷入孤独空虚之中，出现了许多病症，多次寻名医，尝百草而不得其效。最后我们开了一个妙方，让他常常请路边的出租车司机吃宵夜。出租车司机与他萍水相逢，乐在其中；他也尝到了助人为乐的幸福，孤独痛苦不治而愈。

二是要知足常乐。俗语说：比上不足，比下有余。自己有工作，有房子住，儿女也很好，没有必要与别人攀比。比是无止境的，幸福本无固定的标准，幸福是一种见仁见智的感受。

三是在逆境中自得其乐，不能气馁。就是倒霉的时候，要有点阿Q精神，也要快乐，自得其乐。倒霉了怎么还能快乐呢？古今中外，世界上都一样，风水轮流转，人有悲欢离合，月有阴晴圆缺，都说人世间"三十年河东，三十年河西"了。现在变了，改成了"十年河东，十年河西"；最近又变了，改成了"三年河东，三年河西"，因为这个世界变化快，还没弄明白，它又变了。古人说："祸兮福之所依，福兮祸之所伏。"没有一个人永远走运，没有一个人永远倒霉。巴尔扎克讲过："苦难是生活最好的老师。"您现在倒霉，即便下岗了，但意味着光明就在前面啊，所以您要自得其乐，正确对待自己。李白都说了："天生我材必有用。"当年"插队"造就了多少人才呀！我们现在的儿童太幸福了，但有缺点，最大缺点是没有经过磨难，将来必须补上这一课。如果没有经过磨难，这个孩子不知道什么叫幸福。他认为一切都是应该的，还不够幸福，还觉得难受。经过磨难，他就会觉得能喝点水，喝点可乐都幸福，会觉得爸妈太好了。没有经过磨难，他觉得这个不好吃，那个不好吃，对爸妈也不孝顺。一旦离开家庭，什么叫家庭，什么叫母爱、父爱，他全体会到了。天天守着，反而不行，想要成长，必经磨难，这是人生的必修课，不然很多道理他体会不到。我们讲心理平衡，上岁数的容易掌握，年轻人不行，为什么？上岁数的人经过了一些磨难，经过了一些坎坷，容易体会。这些道理，人不到一定岁数，是悟不出来的。

总之，祸福相互依存，苦难是人生宝贵的财富，所以，一个人要保持永远快乐的心情。

有空常看三座山

人生在世，不如意之事十之八九，这就要求我们学会自我调节、自我解压、自己解放自己。

要心理平衡，推荐大家去看三座山，看过这三座山，心理就平衡了，什么气也没有了。现在您说不给我涨工资，我也不再生气了，因为我见到那三座山以后什么气也没有了。

哪三座山？第一座山，井冈山。井冈山给人的教育太深刻了，中国革命了不起的伟大，了不起的困难。前前后后牺牲 2,000 万人，还有很多人都是冤枉死的。和他们比，我们活着就是极大的幸福了。真到井冈山一看，当年革命的艰难困苦，血雨腥风，真让人受到教育。

第二座山，普陀山。看看佛的大智慧，大胸怀，大慈悲，这样一比，我们太渺小了，生命太短暂了，还有什么可争的。

第三座山，八宝山。我每参加一次遗体告别，心灵就净化一次。1个钟头以后，谁都一样，一把灰了，还争什么啊？很多事根本不值得计较。

诺贝尔奖金获得者李政道教授，中科院在北京为他举行70岁生日庆祝会时，他讲了两句话，他说："我一辈子做事做人的原则，以杜甫'细推物理须行乐，何为浮名绊此身'两句诗为准则。"仔细地推敲世界上的万物道理，做一些快乐的事情，做一些自己喜欢做的事，不必为了一些空名而放弃自己喜欢做的事。

常饮"四君子汤"一生平安健康

我们五千年中华文化，博大精深、源远流长，有无数的养生瑰宝，"四君子汤"是其中一朵小花。"四君子汤"组方为："君子量大，小人气大；君子不争，小人不让；君子和气，小人斗气；君子助人，小人伤人。"本方中，君子的品德有8个字：量大、不争、和气、助人，有着极丰富的底蕴和哲理。

量大，海纳百川，有容乃大。现代研究认为：在成功者中，非智力因素，意志、品德、度量等占80％以上，而智力因素不足20％。不会做人者，就不会做成事。不争，这是一种高尚的心灵境界，老子说："对不争者，人莫能与之争"。属于自己的，不必争，自然会属于你；不属于自己的，争也争不来，争来了，将来会失去更多；对别人的成绩要由衷地赞赏、发自真心地祝贺，不要嫉妒，因为嫉妒别人就是伤害自己的开始。和气，当然要发自真诚，你笑它也笑，你哭它也哭，和气生财。处世要智圆，外圆内方。助人，助人是精神的至高至美境界，助人是快乐之本，要学会与人同享快乐。送人玫瑰，手有余香。

漫漫人生路，风水轮流转。三十年河东，三十年河西。每个人都要面对挑战，面对困难，面对变化。这时由性格、人格形成的心理承受力就是至关重要了。成功使人欣喜，但失败却是成功之母；生活五彩斑斓，但苦难却是生活的老师。所以在风风雨雨人生路上，成败得失是寻常事，要以"青山依旧在，几度夕阳红"的心态坦然面对，心情不要大喜大悲、大起大落，更不能一时冲动，造成千古恨。本来，生活就不会都是阳光鲜花，会有斜风细雨或狂风暴雨，但雨后还是蓝天，一帆风顺是风景，逆水行舟也是风景，这样就会有平和的心态。正如古人所说：人一生的健康和事业实际上都取决于世界观，世界观是个总开关，有了正确的世界观，有了健康的性格、健康的人格，他看到的世界是健康的，他的前途一定是光明的。相反，由病态的性格，病态的人格看到的一定是扭曲的世界，一定是悲观主义者，他的前途一定是暗淡的，古今中外都一样。

冰心老人说得好：有了爱便有了一切，这句话也可以这样说：常喝"四君子汤"，让你一生都健康。

常听轻音乐

好音乐可以让人消除工作紧张、减轻生活压力、避免各类慢性疾病等，其实这些都是有医学根据的。在医学研究中发现，经常接触音乐节奏、律动会对人体的脑波、心跳、肠胃蠕动、神经感应等，产生某些作用，进而使人身心健康。音乐无形的力量远超乎个人想象，所以聆听音乐、鉴赏音乐，是现代人极为普遍的生活调剂。音乐到底有哪些神奇的功能呢？

音乐可以让身体放轻松，好的音乐可以缓解压力，避免因自律神经紧张失调而导致慢性疾病的产生。

音乐可以敲开封闭的心灵，舒解忧郁苦闷的心情，甚至音乐还可以做到某些程度的心灵治疗。

音乐可以刺激脑部，活化脑细胞，适当的音乐刺激对脑部的活动有很大的帮助，甚至达到防止老化的功效。

音乐可以提升创造力、企划力以及刺激右脑，尤其是古典乐曲，对右脑的训练与发展是很有帮助的。

音乐可以帮助入眠、提高免疫力、增加神经传导速率、增强记忆力与注意力，让人的身心都得到适度的发展、解放。

音乐的旋律可以使婴儿呼吸平静、心跳减缓，让婴儿不再哭闹不安，也可以刺激婴儿的大脑思维能力，让他更聪明。

除了以上已提到的能够丰富人们的心理活动、愉悦身心的功能外，它还是目前心理治疗的方法之一。专家研究认为，音乐的频率、节奏和有规律的声波振动，是一种物理能量，而适度的物理能量会引起人体组织细胞发生和谐共振现象，这种声波引起的共振现象，会直接影响人们的脑电波、心率、呼吸节奏等。科学家们还认为，优美悦耳的音乐环境可以改善人的精神系统、心血管系统、内分泌系统和消化系统的功能，促使人体分泌一种有利健康的活性物质。良性音乐能提高大脑皮层的兴奋性，改善人的情绪，振奋人的精神。同时，有助于缓解心理、社会因素造成的紧张、焦虑、忧郁等不良心理状态。

一个心理健康的、成熟的人都不会拒绝音乐给他带来的好处，不管是在"只可意会，不可言传"的状态中感知，还是与音乐的感情内涵相互交融，发生共鸣，我们都会在不断品味中使精神得到升华。

书法、绘画

　　每个人都渴望提高生活质量，健康长寿。特别是老年人，第一要务是健康。怎样才算健康呢？真正的健康者，首先表现为心理健康，只重视生理健康，不讲究心理健康，达不到真正健康的目的。培根说："经常保持心胸坦然，精神愉快，这是延年益寿的秘诀之一。"中国医学科学证明：喜、怒、忧、思、悲、恐、惊七情活动，对人机体生理功能起着协调作用。七情太过，超过人体自身调节的范围，则脏腑气血功能紊乱，会导致疾病。七情之中唯喜属良性刺激，喜为心志，笑为心声，经常保持乐观的情绪，对健康大有好处。

　　为了延年益寿，有的人学舞蹈，习音乐，打太极拳，或习练书画，泼墨挥毫，这些活动都会促进身心健康。以学书习画为例，书画是无声的诗，律动的音乐，老年学习书画别有一番情趣。明代于谦说："书卷多情是故人，晨昏忧乐每相亲，眼前直下三千字，胸次全无一点尘。"人若每天抽出一点时间与书画为伴，就少被闲言碎语所扰；与文房四宝为亲，就会使人远离喧嚣的尘事，从中获得诸多美感和乐趣。

　　学习书画时要求凝神静思，心正气和，专心致志，心无杂念。这样情绪集中，忘却一切烦恼，使大脑皮质得以安静，趋于平衡，相应地使内部器官得以调整，从而改善新陈代谢，使衰老速度减缓。工作繁忙时，挥毫习书绘画，利用笔墨的转折、顿挫的节奏，能使人精神轻松；无聊时写字作画，使空虚的生活得到充实，使枯燥寂寞得以排遣。因此，不论忙闲都能使你舒心自慰，乐而忘忧。

学习和研究书画艺术的人均有这样的感受：欣赏一幅美妙的书画已够令人赏心悦目，心旷神怡，但对作者自身来说，对健康所起的作用要比单纯的欣赏更深入一层。首先，构思时要根据自己想象，通过意境的体现创作出一个美的形象、美的境界；其次下笔时又要追求线条美、节奏美、色彩美等。创作完后，精神振奋，由衷地产生一种满足和喜悦，而久久难忘，这一过程会使许多杂念、苦闷、忧虑等都得到净化和过滤，天长日久，经年累月，在潜移默化、不知不觉中把人的思想感情引向高尚境界，使人的精神状态得到提高和升华。古人诗云："唯有画师真富贵，繁华不尽笔端来。"

书画家的富贵是精神世界的充实，并不是物质享受，书画家的繁华是滋润天地的想象，是从笔端创造出的各种意境，而不是灯红酒绿、纸醉金迷的世界。若论物质富有，谁也比不上历代帝王，可是帝王又有几人是长寿。从秦汉至明清，我国各朝代有生卒可查的皇帝共有 209 人，其中活过 80 岁的只有 4 人，70～79 岁的 4 人，60～69 岁的 24 人，50～59 岁的 35 人，40～49 岁的 29 人，30～39 岁的 48 人，20～29 岁的 34 人，不足 20 岁的 31 人。209 个皇帝，寿过古稀的仅有 8 人，只占 4%；而未过半百的倒有 142 人，占 68%，平均寿命仅 39 岁。

相反，终生与翰墨结缘的书画家却较多高寿。据《古画论》记载：黄大痴年过 90 面如童颜；米友仁 80 余岁神明不衰；元代四家黄公望、吴镇、倪瓒、王蒙平均年龄 77 岁；明代沈周 82 岁，文徵明 89 岁，董其昌 81 岁；清代朱耷 79 岁，石涛 76 岁等。近代书画大家高寿者也不胜枚举，被书法界誉为"南仙"（苏局仙）"北佛"（孙墨佛）和书法家萧劳、艺术大师刘海粟，都年寿逾百，于右任、齐白石、张大千等均高寿八秩以上。

自古至今擅书擅画者，多享天年。书画艺术益于身心健康，是书画家通过心理、锻炼、审美等方面所起的综合作用。事实证明，没有一种养生之道会如此全面，怡情健身，娱情葆龄，养身养德养心。它起作用是"潜移默化"，而不是"立竿见影"，研习书画要持之以恒，锲而不舍。

古代画家常说"外师造化勤动脑"。深入生活，到大自然中去呼吸新鲜空气，以静观景，看看走走，边走边写，对记忆的印象进行创作，正如石涛所讲"搜尽奇峰打草稿"。画家的主观情思要熔铸到客观景物中去，画其所见、所感、所想，以期达到"迁想妙得，外师造化，中得心源"的境地。中老年人阅历广泛，经验丰富，传统及新时期的文化积累及修养都较厚实，加上所学到的书画基本技巧，就可将自己的生活体验和多彩的内心世界在书画中表达出来。与时俱进，博取广学，读万卷书，走万里路，立身书画之外，存心书画之中，泼墨挥毫皆成天趣也。创作或欣赏书画的过程又会使身心更加健康。

书画与健康的关系，必须涉及七情（喜、怒、忧、思、悲、恐、惊），《黄帝内经》指明"怒伤肝""喜伤心""思伤脾""忧伤肺""恐伤肾"，并提出"百病之生于气也，怒则气上，喜则气缓，悲则气消，恐则气下，惊则气乱，劳则气耗，思则气结"。情绪就是这样主宰着人们的健康，情极百病生，情舒百病除。现代科学，特别是现代医学证明影响人最大的因素是情绪，所谓七情六欲致内伤，是疾病来源的绝大部分。七情既是生理现象，亦是心理活动。习作和欣赏书画无疑使人精神愉快，调节了心理。目前多数人认为愉快是心理的最佳状态，它既不过于兴奋，又抑制和冲淡了不良情绪。前苏联生理学家巴甫洛夫说，愉快可使你对生命的每一跳动及对生活的每一印象更易感受，可使身体更强健。

旅游护心

旅游可以使我们饱览大自然的奇异风光和历史、文化、习俗等人文景观，获得精神上的享受；同时，置身在异域他乡的风景中，呼吸一下清新的空气，让身心做一次短暂的"流浪"，可有效地消除紧张状态，陶冶性情。旅游还可以调节神经功能，开阔胸怀，增加知识，益智健脑。因而从古到今，人们都十分重视旅游，今天，旅游更成为人们生活中修身养性必不可少的内容。

清朝的乾隆皇帝可说是历代帝王中的长寿者，享年89岁。他喜欢长期在外旅游，传说中曾七次下江南，久居深宫的皇帝偶尔到大自然中，到民间去走一走，呼吸一下乡野新鲜空气，体会另一种生活，不为天下事所累，得到全身心的放松，这对他的心情和健康无疑是大有裨益的。在旅行中养生，这也是乾隆皇帝得以长寿的原因之一。

的确，融入大自然，去感受那湛蓝明澈的天空，温煦明媚的阳光，徐徐柔和的微风；浩瀚的大海，清爽的海风；千层叠翠的山峦，飞瀑入流，鸟语花香，这一切无不让人感到心旷神怡，烦恼和疲劳便消散得无影无踪。若攀山登岩，泛舟竞渡，则可以促进气血流通，增进新陈代谢，强健心肺。

旅游虽然有利于健康，是养生的一种方式，但也要注意因人、因地、因时而异，具体可因旅游者的年龄、情感需求不同而作改变。比如登山涉水、长途旅行、漂洋过海、探险览胜等适合于青壮年人和体力较好者。而泛舟湖上、品茗赏月等就适合于中老年人和体质较弱者。

游山，山林的清爽深邃会使人情怀安宁幽静。临水，湖海的宽广坦荡则使人心胸开朗。春季风和日丽，天地气清，自然生发之气始生，此时顺应生机，精气勃发，舒展向外，因而春季踏青便是一项有益生机的活动。夏季气盛，万物繁茂，但天气炎热，暑热之气易耗气伤阴，如漫步山林或泛舟湖上，则会使人顿感清凉，神清气爽。秋季气清，秋高气爽，万物结实，是旅游的最佳时机，无论登山还是游水，都将令人其乐无穷。冬季气寒，阳气蛰伏，一般不提倡远行，然踏雪赏梅，看满天飞絮，却也别有一番滋味。其实山不在高，贵有层次，水不在深，妙于曲折，只要懂得其中奥妙，神驰其间，愉情悦兴，就能有益于我们的健康。

旅游是人们与大自然的直接接触，人们通过游山玩水、探石涉奇、临宫览寺等诸种形式的活动，不仅满足了好奇心，增长了知识，而且促进了身心健康。利用旅游活动来调整心态，解郁强身，可称之为旅游养生。旅游养生以中医理论为指导。根据阴阳五行原理，可将旅游行为分为动游、静游、怒游、思游、悲游、险游等类别。

动游是指活动性较大的旅游行为，对机体能量的消耗较大，比如登山涉水、长途旅行、漂洋过海、探险览胜等。动游适合于青壮年人和体力较好者。

静游是指活动性较小的旅游行为，对机体能量的消耗较小，比如欣赏园林风光和小桥流水、泛舟湖泊、品茗赏月等。静游具有阴柔之美，最适合中、老年人和体质较弱者。

凡能导致人们产生情绪起伏的旅游活动被称之为怒游。比如浏览杭州的岳武坟、北京的卢沟桥、圆明园旧址等，均能激起人们的情绪变化。根据中医五行治病原理，怒游适合于思虑过度、情绪郁结病人的养生需要。

凡能引起人们怀古思绪的旅游称之为思游。比如观游赤壁遗址，往往能激起人们思古之幽情，又如游览洞庭君山则有怀念湘妃之思。故地重游也能令人追思往昔等。即使是一般的大自然美景，也能引起人们的遐想和深思。思游具有镇惊作用，适合处于恐慌、烦躁中的人。

凡能引起人们悲伤情绪的旅游活动称之为悲游。比如汨罗江之游使人因凭吊屈原而生悲伤之情。秋冬之季，万物萧条，大地由青绿变为枯黄，观之也有悲秋之感等。悲游具有制怒平肝作用，适合于情绪易于激愤者。

凡能导致人们产生惊恐情绪的旅游活动称之为险游。比如游览巴东的丰都鬼城，登临黄山的奇峰险景等，皆属此类。险游具有镇心降火之作用，能调节过度兴奋的情绪，适用于心火过旺者。

这些不同类别的旅游，可使人的意念与自然达到某种默契，使心神与尘世形成某种和谐，从而渐渐升华到天人合一的境界。当然，真要"修炼"到这一程度，非得要点文化内涵和素养不可。

走出孤独

所谓孤独，就是缺乏正常社会接触。社会心理学家认为孤独有以下三个特点：首先，它是由社会关系缺陷造成的；其次，它是不愉快的、苦恼的；最后，它是一种主观感觉而不是一种客观状态。孤独一般有两种类型：其一是情绪性隔绝，指孤独者不愿意与周围人来往；其二是社会性隔绝，指孤独者不具有朋友或亲属的关系网。

孤独产生的原因多而复杂，比如事业上的挫折，缺乏与异性的交往，失去父母的挚爱，夫妻感情不和，周围没有朋友等。此外，孤独的产生，也与人的性格有关。比如有的人情绪易变，常常大起大落，容易得罪别人，因而使自己陷入一种孤独的状态；还有的人善于算计，凡事总爱斤斤计较，考虑个人的得失太重，因此造成了人际交往的障碍。

无疑，孤独是一种人们不愿接受的状态，它给人们带来的是种种消极的体验，如沮丧、失助、抑郁、烦躁、自卑、绝望等，因此孤独对人体健康有很大的危害。据统计，身体健康但精神孤独的人在十年之中的死亡数量要比那些身体健康而合群的人死亡数多一倍。人的精神孤独所引起的死亡率与吸烟、肥胖症、高血压引起的死亡率一样高。所以，孤独者应对自己进行一番冷静、客观、合理的估计，特别要留意发现自身的一些长处，以增强自己的自信。心理学家发现，孤独者的一些行为，常常使他们处于一种不讨人喜欢的地位。比如他们很少注意谈话的对方。在谈话中只注意自己，同对方谈得很少，常常突然改变话题，不善于及时填补谈话的间隙。但当这些孤独者受到一定的社交训练，如学会如何注意与对方谈话后，他们的孤独感就会大大减轻。

孤独者应注意培养自己的生活乐趣，经常抽出一点时间主动接触别人，逐渐改变自己封闭的生活方式。平时有意识地参加一些群体活动，加强自己的参与感，这会令你发现许多有趣的事和人，使你不知不觉地与他人融为一体。

即使周围有很多人，有些人也可能产生孤独感。由于孤独者的不良情绪不易排解，他们的血压也比普通人要高，也更容易衰老。一些怪异又孤僻的老人，不愿与人交往和接触，不妨养个宠物，玩花鸟虫鱼，欣赏名人字画、雕塑。这不仅可调节生活情趣，还有稳定血压或使高血压降下来的作用。

第六章

关注生活细节

　　不管怎么样，身体是自己的，健康也是靠自己才能维持的，与其不知在哪一天就会遭受病痛之苦，不如从现在开始每天为自己的健康投资一点时间，让自己的身体动起来，让我们的生命鲜活起来。

一定要睡得舒服

在人生几十年的光阴中，大约有 1/3 的时间是在睡眠中度过的。尽管睡眠时人体的骨骼肌运动比清醒时要少得多，但同样存在着呼吸、心率、血压等各项功能指标的变化，尤其是大脑的生理电活动会发生更为复杂的变化。另外，睡眠还可以使工作一天的大脑和身体得到充分的休息与恢复。因此，睡眠的质量与人体的健康息息相关。只有切实地了解了睡眠的模式，提高睡眠的质量，才能保持健康完满的身心状态。

良好的睡眠是身心健康的基础，古人讲"不觅仙方觅睡方"，可见，良好的睡眠是祛病强身的法宝。良好的睡眠对身心健康的作用主要有以下几个方面。

消除疲劳，恢复体力和精力

在日常生活中当身体状态不佳时，或在剧烈活动后感到疲惫不堪时，如果能美美地睡上一觉，则体力和精力就会很快得到恢复。这是因为人体内各组织器官，在进行生理活动过程中，不仅消耗大量的营养物质，而且也会产生和积累大量的代谢废物（如乳酸等），当积累到一定程度，人就会感到疲劳。此时如果不停下来休息，就会使人体生理功能受到伤害，神经系统功能失调，人体的抵抗力也会随之下降。人只有在睡眠的过程中，体内的代谢废物才能被充分地清理并排泄掉。所以，充足的睡眠会消除疲劳，使人体恢复充沛的体力和精力。

调节免疫、防病祛病

人体的神经－内分泌－免疫网络系统被称为人体的稳态系统，它们共同维护着人体的平衡与稳定。充足的睡眠有利于平衡调节神经－内分泌－免疫网络系统功能，增强机体抵抗力，因而既可预防疾病的发生，也能在患疾病时促使病情减轻与好转。在调节免疫、预防疾病方面，科学家们曾做过这样的实验：用两组猴子，一组是睡眠不足的疲劳状态下的猴子，一组是睡眠充足的猴子，同时都注射等量的致病菌。结果疲劳组的猴子被感染患了病，而睡眠充足的猴子却安然无恙。可见，充足的睡眠与休息对于增强机体抵抗力，预防疾病的发生有着十分重要的意义。

促进生长发育

医学研究表明，良好的睡眠可以促进少年儿童的生长发育，对于少年儿童健康成长至关重要。少年儿童的生长发育是由大脑所分泌的生长激素所控制的，生长激素分泌充足则孩子发育良好；生长激素分泌减少，则孩子的生长发育就会迟缓。研究发现，这种具有促进生长发育作用的生长激素，主要是在深度睡眠过程中分泌出来的，人在清醒时生长激素的分泌就会减少甚至停止。所以，要想使少年儿童身体和智力能够正常地生长发育，就必须保证让他们每天具有足够的睡眠。

提高智力

一个人学习效率、工作效率的高低，对新知识、新事物接受能力的快慢，对各种内外刺激反应的敏捷度，以及记忆力、思维力等都综合反映出他的智力情况，而这些均与他的睡眠质量好坏关系密切。尤其是学生，其智商的高低，学习成绩的优劣，与睡眠充足与否关系更为密切。有研究资料表明，小学生的学习成绩，明显地与他们的睡眠时间长短有关。那些每天睡眠少于 8 小时的孩子，61％的人学习成绩差，39％的人勉强达到平均分数线，但没有一个是名列前茅的。然而，在每晚睡眠时间达 10 个小时左右的孩子中，只有 13％的人是功课较差的，76％的孩子学习成绩中等，11％的孩子则学习优良。表明了孩子的睡眠与他的智力发展密切相关，因此，作为学生的家长，为了使孩子学习成绩提高，一定要让孩子睡好觉、睡足觉。

延年益寿

医学研究证实：一个人如果没有充足的睡眠，则可使他的寿命明显缩短。人在睡眠过程中身体内大多数生理活动均会减慢，此时机体能量消耗最少。如果长时间不睡觉或失眠，会大大增加机体的能量消耗，轻者可造成各种生理功能紊乱，使机体免疫力下降，重者可导致各种疾病甚至衰亡。

保护大脑，平衡情志

人脑细胞不能再生，长期睡眠不足可加速脑细胞衰亡，使人智力下降，甚至出现老年痴呆。而睡眠充足者，精力充沛，思维敏捷，学习、工作效率高。这是由于大脑在睡眠状态下耗氧量大大减少，有利于脑细胞的功能恢复及能量贮存。另外，睡眠不足会使人精神紧张、情绪不稳、心烦意乱，充足的睡眠可以使人精神放松、情绪稳定、心态平和。因此，睡眠有利于保护大脑，平衡情志。

美容养颜

人的睡眠与皮肤健美密切相关。皮肤的色泽，取决于表皮细胞内黑色素的含量以及皮肤血管收缩扩张的程度。这些因素都受控于神经、内分泌系统的调节，睡眠不足会导致神经、内分泌系统功能紊乱，皮肤微循环障碍，从而使人脸色晦暗，皮肤皱起，出现黑眼圈眼袋等。充足的睡眠可平衡调节神经、内泌系统功能，使皮下微循环畅通，可加快皮肤细胞的再生，从而使肌肤柔嫩、光泽、富有弹性，延缓肌肤老化，防止出现皱纹、色斑，起到美容养颜的作用。

不良睡眠对身心健康的危害

不良睡眠主要是指睡眠的质和量下降，使人体不能得到充分的休息和调整。不良睡眠主要包括以下几种。失眠，即入睡困难、易醒、早醒、睡而不酣、恶梦频频、彻夜不眠等；睡眠倒错，白天长睡不起，夜间通宵不眠；嗜睡，终日昏昏欲睡，多与药物、烟酒、疾病有关。不良睡眠可使人身心疲惫、机体免疫力下降、内分泌失调、神经系统功能紊乱，进而可导致感冒、抑郁症、糖尿病、肥胖、脑卒中、心脏病、癌症、高血压、心律失常、肾病、癫痫、性功能减退、植物神经功能紊乱、红细胞增多症、心肌梗死、脑血栓、脑卒中、猝死等多种严重疾病。

造成不良睡眠的原因

心理因素。随着现代生活节奏的加快，人们所面临的竞争日益激烈，各种家庭矛盾、社会矛盾日益增多，生活、工作压力不断加剧。这些都使人们的心理处在一种高度紧张的状态，焦虑症、抑郁症等日益普遍，心理不平衡是现代人出现睡眠障碍的最主要原因之一，故不良睡眠也被称为一种现代病。

机体疾病。许多疾病可以伴有失眠症状，如神经官能症、高血压、糖尿病、关节炎、肿瘤、脑血管疾病、肺结核、冠心病、肝病、便秘、甲状腺功能亢进症等。这些疾病的某个阶段可以出现失眠症状，或疾病加重而影响睡眠，在疾病好转后，失眠症状可以减轻或消失。改善睡眠也有助于疾病的缓解。

年龄因素。睡眠障碍与年龄有密切的关系，年龄越大睡眠障碍发生率越高。老年人入睡时间延长，年轻人一般几分钟就能入睡，而老年人平均 40 分钟才能入睡；加之老年人睡眠变浅，夜尿多，醒的次数也多，因此睡眠障碍的症状也随之加剧。

化学因素：药物：长期使用镇静催眠药、降压药、抗癌药、抗癫痫药、抗心律失常药、避孕药、激素类药物等均可影响睡眠。嗜烟：有研究报道，睡前1小时内连抽2支香烟，可延迟入睡半小时并影响睡眠质量。酗酒：研究表明，长期大量饮酒会影响神经内分泌系统功能，从而可导致严重的失眠。

其他原因。脑力劳动者，用脑过度，特别是学生，学习紧张，容易出现失眠症。而体力劳动及经常参加体育锻炼的人，睡眠问题相对较少。生活环境周围嘈杂，可影响入睡。不良的生活习惯（如吃夜宵、睡前喝茶、喝咖啡、沉迷网络、赌博等）均会引起睡眠障碍。

如何改善睡眠

坚持有规律的作息时间，最好在晚上9～10点钟入睡，因为晚上10～12点钟是人体生长激素分泌高峰期。

睡前勿暴饮暴食。在睡觉前大约两个小时吃少量的晚餐，不要喝太多的水，否则晚上不断上厕所会影响睡眠质量；晚上不要吃辛辣或富含油脂的食物，因为这些食物也会影响睡眠。

睡前远离咖啡、烟和茶。最好睡觉前八小时不喝咖啡。

选择锻炼时间。下午锻炼是帮助睡眠的最佳时间，而有规律的身体锻炼能提高夜间睡眠的质量，睡前勿进行体育锻炼。

保持室温稍凉（25℃左右），卧室温度稍低有助于睡眠。

大睡要放在晚间。白天打盹可能会导致夜晚睡眠时间被"剥夺"。白天的睡眠时间严格控制在 1 个小时以内，且不能在下午三点后还睡觉。

保持卧室安静，避免噪音干扰。

床要舒适。一张舒适的床可提供一个良好的睡眠空间，床垫过软会使腰背部紧张而影响睡眠。枕头高度适中，应让人在躺下时颈椎曲线呈 S 形，脸部的倾斜度约 5 度，所以，适当的枕头高度与颈椎的曲线深度是一样的。

睡前洗澡或泡脚。睡觉之前洗一个热水澡或用热水泡脚均有助于放松身心，可使睡眠更深沉。

不要依赖安眠药，但长期使用安眠药者也不可突然停用，可根据睡眠改善情况逐渐递减，直至彻底放弃。

坚持裸睡。

拒绝久坐

相信现代人，尤其是上班族，对久坐绝不陌生：每天乘车或开车上下班，到办公室后一坐下来除了上厕所外就不轻易站起来，下班后就坐到电视机前懒得再动……如果一周少于 3 次体育活动，每次活动少于 20 分钟，那很不幸，你已经加入了久坐生活方式的队伍中。

久坐的生活方式在不知不觉给我们带来了诸多的健康问题，是造成死亡、疾病和失能的一个主要潜在原因。全球每年有接近 200 万人的死亡与这种生活方式有关；世界卫生组织行为危险因素研究表明，久坐方式是导致死亡和残疾的十大原因之一，可增加几乎所有疾病的死亡率，增加患高血压等心血管疾病、Ⅱ型糖尿病、肥胖、结肠癌、胆囊癌、乳腺癌、脂肪代谢紊乱、骨质疏松症、抑郁和焦虑等疾病的危险性。原因很容易理解：久坐不利于血液循环；坐姿长久固定，容易导致颈椎与腰椎疾病。对于女性，还容易患上痔疮、慢性骨盆充血、痛经、内分泌失调等妇科病症。

尽管如此，只要我们能意识到久坐不动的危害性，并有意地克服这种不良的生活方式，还是有办法避免其带来的健康危害的，其中最好的方法就是规律而持续的锻炼，也就是每周至少 5 天，每天至少 30 分钟的运动，不管运动的强度如何。而要达到这个运动量很简单，比如坐公共汽车上下班时提前两站下车步行，或改骑自行车；上楼时不乘电梯，走楼梯；在电视播放广告时，站起来走动一下。锻炼的强度可以逐渐增加，原来一站路走 15 分钟的，可以逐渐加快到 10 分钟。除了每周定期锻炼，还可利用一些上班空暇时间，见缝插针，忙里偷闲活动身体，如每工作1小时做5分钟的休闲运动，伸伸腿、转转头、耸耸肩、扭扭腰，到走廊上走动一下等，只要能避免身体处于静止、紧张状态，避免长时间一个姿势，所有的小动作都是有益的，不仅有助于消除疲劳，促进头部血液循环，保持健美姿态，还可以防止颈椎病。

改变久坐的生活方式说起来容易，做起来也不难，难的是要持之以恒。不管怎么样，身体是自己的，健康也是靠自己才能维持的，与其不知在哪一天就会遭受病痛之苦，不如从现在开始每天为自己的健康投资一点时间，让自己的身体动起来，让我们的生命鲜活起来。

办公室白领应对久坐活动方案

不放弃一切可能在户外活动的机会。平时可在早晚加强体育锻炼，如慢跑、打拳、做操等，以改善心、脑、肺等体内重要器官的血液和氧的供应，同时，在工作休息和会议间隙期，抓紧时间到室外去活动活动，如散步、踢脚、弯腰、活动颈项等，哪怕只有几分钟也有利于改善局部和全身的血液循环。

在条件允许的情况下，可坐在原地进行以下锻炼：

（1）活动躯干

左右侧身弯腰，扭动肩背部，用拳轻捶后腰。每次做20下左右，有助于松弛腰背部肌肉，预防腰肌劳损和椎间盘组织弹性减退。

（2）伸懒腰

看上去这个动作有些不雅，但可以加速血液循环，舒展全身肌肉，消除腰肌过度紧张，纠正脊柱过度向前弯曲等，具有很好的保健作用。

（3）转颈

先抬头，尽量后仰，再把下颌杵至胸前，使颈背部肌肉拉紧和放松；然后向左右两旁侧倾10～15次；再将腰背贴靠椅子背，两手于颈后抱拢片刻，也有活动肌肉、醒脑提神的效果。有颈椎病的患者做此动作时，动作要轻、慢，以免刺激周围组织。

（4）踮脚

双脚踩地，双脚或单脚足尖着地，足跟上抬，然后放下，如此反复进行30次，可以促进下肢静脉血液回流，预防下肢静脉曲张。

（5）提肛

即像忍大便一样，将肛门向上提，然后放松，接着再往上提，一提一松，反复进行，站、坐、行时均可进行此动作，每天50次左右，可以促进肛门局部的血液循环，对久坐者来说，是预防痔疮等肛周疾病的有效方法。

加班一个通宵比工作一个月更伤身

在"竞争激烈＋网络时代＋夜生活丰富"的条件下，保证充足的睡眠基本不可能，"睡觉睡到自然醒，数钱数到手抽筋"只是每个人心中理想化的美梦。现代社会竞争激烈，很多人习惯用透支工作时间的方式来取得优势，殊不知这样虽然在眼前可能会获得一点好处，但是对健康来说却会造成永久性的无法弥补的损失。尤其是连续加班或者通宵加班，通宵加班一晚上对健康造成的影响远远超过连续工作一个月。

那么，怎样才能不加班或者少加班呢？成功者总结了三条经验：

（1）每天定时完成日常工作

我们每天都会有一些必须要做的日常工作，比如查看电子邮件，和同事或上级交流，打扫卫生等。这些常规工作杂乱而琐碎，如果你不小心对待，它们可能随时都会跳出来骚扰你，使你无法专心致志地完成别的任务，或者会由于你的疏忽带来不可估量的损失。处理这些日常工作的最佳方法是定时完成：在每天预定好的时刻集中处理这些事情，可以是一次也可以是两次，并且一般都安排在上午或下午工作开始的时候。

（2）列出工作计划，并严格执行

这种计划并不是为了向某人汇报，也不是为了给自己增加压力，而是为了让你记住有哪些事情需要去做，给你一个有序的、有准备的工作安排。

（3）安排好随时可进行的备用任务，不浪费时间

工作中人们常会遇到这种情况：需要打开或下载某个网站内容，网速却慢得像爬虫；焦急地等待某人，却不知道对方何时会来……

通常，人们遇到这些情况时，会采用两种方法来对待：或者百无聊赖地等待，或者随便拿起一项工作来做。其实对待这段时间最好的方法是：预先准备备用的任务，然后利用这一时间去进行（不是完成）它！这样的备用任务要求具备的特点是：不需要耗费大量的脑力去思考；随时可以开始，随时可以中断，并且下次可以继续进行。比如查看网络新闻、整理文件等。

可是有些情况下，尤其是对于普通职员来说，加班不加班并不是自己能决定的，怎样把加班对健康的危害降到最低呢？

加班之后最好的保护措施自然是"把失去的睡眠补回来"。如果做不到，即使在房间小睡 10 分钟也是十分有用的。

瑜伽、打球、慢跑等都有助于摆脱熬夜后的萎靡状态，去美容院做个香薰 SPA 也可以。若抽不出时间也可用些简单的方法，如腹式呼吸、自我点穴按摩。

加班消耗了身体的大量能量，应及时补充适量的营养。不要半夜吃方便面，最好以水果、面包、清粥小菜来充饥，切忌吃得太油腻、太生冷，以免食积。

胃肠不好或睡眠不好的人，可在加班时喝一杯用枸杞泡的热茶，不仅明目，还会避免引起胃肠反应以及加班后持续兴奋不能入眠。

酸与绿色较能入肝作用，所以多吃酸味的绿色食物，如奇异果、青葡萄、青苹果、梅子、凤梨等能缓解长期晚睡引起的偏头痛，眩晕，眼酸涩等现象。

在电脑前坐了1小时后，最好能抽空起来走动走动，伸伸懒腰，松弛一下脊柱，看一会儿远方或做做眼保健操，让疲劳的眼球得到片刻的休息。早起时，用喝过的茶包敷眼片刻，也是比较有效的眼部保健措施。

睡前泡个温水澡，至少也要用热水烫一烫脚，让紧绷的神经得到放松。

应对熬夜

长期熬夜或经常熬夜的人，则需要服用一些中药。那么，中医是如何看待熬夜的呢？中医认为，人体的气，其中营气与卫气是一对"阴阳"。卫气属阳，保护人体不受外界病理因素侵犯，但卫气到晚上就"下班休息"了，人也就睡眠了。正所谓："卫气昼行于阳，夜半则行于阴。阴阳之夜，夜主卧，……阳气尽，阴气盛则目瞑；阴气尽，阳气盛则寤矣。"卫气不足或夜不入营，就会造成白天没有精神，晚上睡不好觉。比如老年人"营气衰少而卫气内伐，故昼不精夜不瞑"。睡眠不足不光白天没有精神，而且还会出现黑眼圈、肌肤灰暗、长痘痘等免疫紊乱症状，经常熬夜的猝死率也是常人的 3 倍以上。

经常熬夜中医认为就好比一盏灯，熬夜就要耗损灯油。许多人熬夜后看起来很憔悴，就是因为阴液不足以营养机体，好比是秋冬季节干枯的枝叶，没有水分的滋养。我们知道，熬夜最容易上火，这与秋冬季节干枯的枝叶容易着火的道理是一样的。现在很多人一上火就"去火"，服用很多清热解毒的寒凉药或所谓的"凉茶"，刚服完药感觉很爽，但不久"火势"复燃。就是因为灭火不能只用灭火器，更要用水。如果让干枯的枝叶变得像夏天的枝叶一样滋润，火就会很难起来。

那么，人怎样才能像夏天的枝叶一样滋润呢？要用滋阴清热的药物。口炎清颗粒就是这样的药物，大神口炎清颗粒方中主药为金银花，性寒味苦，禀赋冬季凛冽之寒气，被誉为"疮疡之圣药，清火之极品"。去火作用更胜凉茶！方中玄参、天冬、麦冬生长于阴湿处，富含黏液汁，性寒味甘，生津、养阴、填精，好像是清凉的山泉注入干涸的体内，阴液充足，再也不是干柴，生命之树常青，火怎么能上起来呢？

冷水洗脸、温水刷牙、热水泡脚

冷水洗脸

一般说，长期用冷水洗脸不仅有益于身体健康，而且还可以使你脸面皮肤长久保持光滑湿润，看起来年轻，是有一定科学道理的。

用冷水洗脸，会使皮肤的毛细血管收缩，经过一分钟以后，即出现反射性充血，加速血液循环，因而可以防止脸部长期暴露所造成的麻木和神经过敏。特别是在冬季，脸面汗腺孔收缩，如果用热手摩擦，就会使它猛然扩张，压迫皮下层的肌肉细胞，使其萎缩，从而引起表皮层的干涸、开裂，并易生皱纹。

同时，冷水洗脸还能增强皮肤的营养，促进皮脂分泌，皮肤显得白皙、光洁、富有弹性，不易感染皮肤病。

另外，冷水洗脸可以兴奋神经，从而使人精神焕发，更好地开始一天的工作和学习。在冬季用冷水洗脸，可以增强耐寒力，避免面部和手的冻伤，更重要的是可减少患伤风感冒、呼吸系统疾病的机会。尤其对于那些易患气管炎、扁桃腺炎及伤风感冒的人有更大的好处。奉劝那些习惯用热水洗脸的人，改用冷水洗脸，也许可以使你更年轻健美。

温水刷牙

刷牙是我们每天必做的功课之一。刷牙大家都会，有什么复杂的呀？可刷牙水的温度不是一般人都能掌握好的。

大多数人可能都不会注意刷牙时的水温，更多的情况是不假思索地打开水龙头，用冷水刷牙。有人认为，冬天用冷水刷牙，能强健牙齿，令牙齿更坚固。有些人用的刷牙水不是太凉就是太热，这些都是不利于健康的。健康谚语说，"刷牙用温水，牙齿笑咧嘴"。用温水刷牙对牙齿健康有利，这是有一定科学道理的。

牙齿进行新陈代谢的最佳温度为 35～36.5℃。倘若刷牙时不注意水温，经常使牙齿受到骤冷或骤热的刺激，不仅容易引起牙髓出血和痉挛，还会直接影响牙齿的正常代谢，从而发生牙病，缩短牙齿的寿命。尤其是患有牙齿过敏、龋齿、口腔溃疡、舌炎、咽炎的病人，冷或热刺激，都会诱发或加重病情。

温水刷牙是一种良性保护剂，不论口腔、牙齿、咽喉，有病无病都很适用。且用温水含漱，会感到清爽、舒服，使口腔内的细菌、食物残渣更易清除。

使用温水刷牙，牙刷毛软硬适中，有利于清洁牙齿又不会刺伤牙龈，同时对牙龈还可以起到按摩作用，有利于牙龈组织的健康。而且牙膏在温水中会比在冷水中泡沫更丰富，有利于口腔清洁。

热水泡脚

"树枯根先竭，人老脚先衰。"脚是人体穴位集中的一个区域，热水泡脚是中医养生的一个重要方法，用热水洗脚，尤其在睡前用 70℃ 热水泡脚，可舒筋活络，活血化瘀，促进全身气血运行和新陈代谢。若在泡脚的同时，再对足心穴位进行自我按摩，还有消除疲劳，有助睡眠，祛病强身之功效。

温水泡脚除了可以促进血液循环，还可以松弛神经、去除角质和死皮、改善足部表皮和美化足部等。甚至对于因受寒而引起的腿部疼痛也有一定疗效。如果在泡脚时放入香精油或药草，则可提高杀菌和除臭效果。

缓解头痛：每天泡脚约 15～20 分钟头痛会明显缓解。因为双脚血管扩张，血液从头部流向脚部，可相对减少脑充血，从而缓解头痛。如果能同时不断按摩涌泉穴及按压大脚趾后方偏外侧足背的太冲穴，还有助于降低血压。对风湿病、脾胃病、失眠等全身性疾病，都有一定的疗效。

赶走感冒：首先在盆内倒些温热的水，把双脚浸在水中，然后加入一些盐，因为盐含有丰富的矿物质，然后徐徐加入热水，泡到双脚泛红流汗为此。擦干双脚后，穿上袜子保温，进行充分休息，只要感冒不是很严重，通常可治愈。

助眠又美容：一个既可帮助入睡又可美容的方法就是

睡觉前用热水泡脚。膝盖以下到脚底，有许多重要穴道，常以温水泡脚，可促进新陈代谢，加强体内循环，对失眠和美容有一定帮助。

泡脚注意事项

第一，准备一个大且深的水桶，使水能浸到小腿一半以上。

第二，洗脚时水的温度一般保持在 40～50℃ 左右，水量以淹没脚踝部为好。

第三，不可因桶小而斜放双脚，桶底要能使双脚舒适地平放，才不至于抽筋。

第四，浸泡时间约 30 分钟，中途可加热水 1～2 次。

第五，浸泡前后喝 1 杯水，有利于新陈代谢及体液的补充。

第六，饭前饭后 1 小时，不要浸泡，以免影响食欲或消化。

第七，扭伤红肿期间，若有伤口，不可浸泡，以免刺激伤口发炎。

第八，浸泡后若流汗，应擦干汗水、休息一下，再外出。以防感冒。

一些特殊人群泡脚的热水温度不宜过高

长期糖尿病患者往往已经出现神经病变，末梢神经不能正常感知外界温度，并且这种病变非常隐蔽，患者本身还不知道。其具体表现为患者感知不出水温，这样就极易被烫伤。另外，水温高易引发足部感染，加速糖尿病患者足部病情的恶化。因此，建议糖尿病患者泡脚时先试好水温，再把脚放进水里，温度以 37℃为宜。

高水温使神经受到刺激，毛细血管扩张。高温加速了血液流量，短时间内增加了心脏、血管的负担，有加重病情的危险，因此患心脑血管疾病的患者不适宜用过热的水泡脚。

有些人一到冬天就习惯性冻脚，就想用热水暖暖脚，这样做不可取。脚被冻了，说明受到极冷风寒的侵袭，温度低过身体正常耐受程度，皮肤、肌肉处于僵硬状态。此时若突然用热水烫脚，会使温度从冷到骤热，皮肤、肌肉经受不起几十摄氏度巨大的温差，从而加重了冻脚的病情，严重的甚至会使肌肉与骨剥离。

科学饮食少生心病

少吃小半碗饭

食欲好是健康的表现，但是每天都能够多吃并不见得是件好事情。专家研究发现，长期饱食的人更容易造成记忆力下降，大脑早衰和智力迟钝。

对于人来说，贪吃、多吃有些并不总是因为饥饿，而是一种习惯。人在就餐时，如果吃得过快或时间过长，都可能造成过度饮食，面对喜爱的食物难以控制也是一个重要原因。如果吃东西时狼吞虎咽，明明已经吃饱了，大脑却还没有接到信号，这样就会继续不停地吃，过度地摄取食物。饭量大并不意味着营养摄入就多，长期饱食可能引起人体一系列反应，带来种种疾病。

吃得过饱所带来的最直接后果就是胃肠道负担加重。如果胃总是处于一种饱胀状态，胃的容量就会过大，消化吸收功能下降，造成消化不良。而摄入的脂肪、蛋白质不能有效地利用，就会大量储存起来造成营养过剩，引起肥胖、糖尿病、高脂血症等疾病。

所以说，吃饭只吃八分饱是科学的养生之道。

喝水五大原则

原则一：一口气喝完一杯水

真正有效的饮水方法，是指一口气将一整杯水（约200至250毫升）喝完，而不是随便喝两口，这样才可令身体真正吸收使用。

原则二：喝好水

尽量避免常饮蒸馏水（一般蒸馏水的水性太酸，容易伤害身体，对肾脏较弱的人则更为不利），可选择优质的矿泉水。如可以的话，喝碱性水对人体最有利。

原则三：饮暖水

夏日很多人都会选择喝冰水。其实冰水对胃肠功能不利，喝暖开水更为有益，因为这有助于身体吸收。

原则四：空腹喝水

空腹喝水，水会直接从消化管道中流通，被身体吸收。

原则五：能放能收

上班一族常常会因怕上洗手间而疏忽了喝水，长此下去，膀胱和肾都会受损害，容易引起腰酸背痛。

科学饮水时间表

起床：

经过一整夜的睡眠，身体开始缺水，起床之际先喝250毫升的水，可帮助肾脏及肝脏解毒。

办公室：

清晨从起床到办公室的过程，时间总是特别紧凑，情绪也较紧张，身体无形中会出现脱水现象，所以到了办公室后，先给自己一杯至少250毫升的水。

10：00左右：

在冷气房里工作一段时间后，一定得趁起身活动的时候，再喝一天里的第三杯水，补充流失的水分，有助于放松紧张的工作情绪！

用完午餐半小时后：

喝一些水，可以加强身体的消化功能。以一杯健康矿泉水代替午茶与咖啡能够提神醒脑。

下班离开办公室前：

再喝一杯水，增加饱足感，待会儿吃晚餐时，自然不会暴饮暴食。

睡前 1 至半小时：

再喝上一杯水！不过别一口气喝太多，以免晚上上洗手间影响睡眠质量。

戒烟限酒

抽烟不好谁都知道，如果能戒烟一定要戒烟，戒不了烟的，一天不超过 5 支烟，吸烟量多一倍，危害为四倍。如果每日吸，不超过 5 支烟，危害有限，超过 5 支烟，危害就明显增加。吸烟的危害与烟量的平方成正比。即吸烟量增一倍，危害达四倍，吸烟量增两倍，危害达八倍。酒少量可以，多量不行，以每日不超过 15 克酒精为限。

蔬菜多吃，杂粮隔三差五吃

如果说某一类食品怎么多吃对身体都只有好处没有坏处的话，那只能是蔬菜了。所以蔬菜要多吃，不仅数量上要多吃，种类也要多。叶子菜比根菜更健康，颜色浅的菜比颜色深的菜更健康。选择蔬菜的时候，要遵循"彩虹法则"即吃的菜颜色要多种多样，这样身体才会获得全面的营养元素。

少吃盐

食用盐的主要成分是氯化钠，其中起主要作用的是钠离子。它参与调节人体内水分的均衡分布，维持机体内酸碱度的平衡，保证体液的正常循环，参与胃酸的形成，促使消化液的分泌，能增进食欲。

人体不能没有盐，但是食盐并非吃得越多越好，食盐量过大会导致一系列健康问题，如患高血压、加重哮喘和糖尿病的症状、肾功能受损、易患感冒等。尤其是高血压患者、糖尿病患者、心脑血管疾病患者、肾脏疾病患者、胃病患者、有高血压家族史的高危人群，都应该少吃盐。

联合国世界卫生组织推荐每个成人每天的食盐摄入量不应该超过 6 克。但是目前中国人平均每天吃的盐超过 12 克，是这个标准的 2 倍。

有些人口味重，或者老年人味觉退化，怎样才能在保证口感的情况下少吃盐呢？

（1）逐步减量

减少食盐的用量，可以循序渐进，逐步地、一点点地往下减。

（2）使用低钠盐

超市中有专门的低钠盐可供选择。

（3）生吃蔬菜

每天的餐桌上还可以备一些西红柿、黄瓜、萝卜等生吃的蔬菜，不加任何调味品，既保证蔬菜摄入，又减少盐的食用量。

（4）加入调味品

食物提鲜不只靠咸味，一些具有特殊气味的蔬菜也可以用来调味，比如香菜、香菇可以在熬汤时加入，而洋葱可以作为凉菜很好的辅料。醋是软化血管、调节口味最常用的家庭调味料，柠檬汁、柳橙、菠萝等各种果味的加入，也可以使食物的味道改变。

（5）使用各种调料组合

芥末粉中加入醋、糖，和水调成糊状，呈淡黄色咸香味，可以拌食各类荤菜和素菜。山楂糕打成泥后加入糖、醋、桂花糕调和成汁可用于拌制各种蔬菜果类。将生姜切成末或丝，加醋调和，呈咖啡色酸香味，适宜拌食鱼虾，可保持鱼虾的鲜味并有消毒保健的效果。将番茄酱用油炒透后加糖、醋、水调和，这种茄味汁可用于拌荤菜。

（6）餐时加盐

烹调或起锅时，少加盐或不加盐，而在餐桌上放一瓶盐。就餐时放的盐主要附着于食物和菜肴表面，来不及渗入内部，而人的口感主要来自菜肴表面，故吃起来咸味已够。

第七章

四季养心术

　　天人相参应，人与自然的关系是和谐的。人是自然的产物，人的生命活动应遵循自然规律。为什么夏天容易出汗，冬天就小便多？这是因为春夏阳气发泄，气血容易趋向于表，表现为皮肤松弛，疏泄多汗等；秋冬阳气收藏，气血容易趋向于里，表现为皮肤致密，就表现为少汗多小便等。

　　养生的办法各种各样，但只要记住这一条：大道至简，顺应自然。

大道至简，顺应自然

《黄帝内经》说："天食人以五气，地食人以五味""人
与天地相参也，与日月相应也"。是什么意思呢？就是说
自然界"风、寒、暑、湿、燥等五气平和时则养人，酸、
甘、苦、辛、咸等五味均衡时则养人"。"五气"或"五味"
太过或不及均损人。人生活在天地自然中，时刻与自然发
生密切的联系。天人相参应，人与自然的关系是和谐的。
人是自然的产物，人的生命活动应遵循自然规律。

为什么夏天容易出汗，冬天就小便多了？这是因为春
夏阳气发泄，气血容易趋向于表，表现为皮肤松弛，疏泄
多汗等；秋冬阳气收藏，气血容易趋向于里，表现为皮肤
致密，少汗多小便等。

看看世界五大长寿区——南美洲的厄瓜多尔、欧洲的
高加索地区、巴基斯坦的罕萨、我国的新疆和广西的巴马
瑶族自治县，为什么那里的人都长寿啊，环境好。不仅有
得天独厚的自然环境还有良好的人文环境。出门山清水
秀，气候宜人，空气新鲜，环境幽静，无公害污染，饮食
自然绿色；回家代际和谐，邻里和睦，尊老爱幼，人们乐
观豁达，心地善良，心态平和，想不长寿都难。

再看看您，熬夜、加班、暴饮暴食，怎么欢心就怎么
干，私欲无止，饮食无节，起居无常，一味追求心性快
乐，不懂得保养身心，一年四季出门进门都是空调，您都

不理自然了，自然还会理您么？违反自然变化规律，生活不科学，无规律；或是没有健康意识，不注意保健养生，不懂得调节放松，不注意合理饮食，不坚持有益运动，不改变有害的生活习惯等，都是影响身心健康，损害寿命的危险因素。像高秀敏、陈逸飞、古月、侯耀文、马季等名人的早逝，多少与上述因素有关，十分令人叹息。香港明星肥姐沈殿霞喜欢通宵打麻将，她这种不规律生活损害了健康，更是拖垮了她的身体。

所以，许多人不是死于疾病，而是死于无知。美国一项报告指出：高昂的医疗技术可以减少 10％ 的过早死亡，而养生预防可以减少 70％ 的过早死亡。遗憾的是，人们常常是匆匆忙忙，无暇顾及自身健康，把这些忠告当耳边风，不以为然，而一旦发病，便后悔莫及。更有一些糊涂人，其中许多是白领精英，他们透支健康，提前死亡。

美国诗人艾默森有句名言，"健康是第一财富"。没有健康，就没有一切，而"千金撒尽还复来"，"健康就是金子"。

南京大学生物系主任郑集教授，是我国著名的生物学、化学专家。其养生原则是："宁静淡泊，寡欲清心。饮食有节，起居有常。动静适度，不妄作为。"现已 106 岁。又如北京医科大学组织胚胎教研室李肇特教授，是我国著名的老一辈组织胚胎学家。其养生之道是：生活规律，饮食有节，心气平和，乐观自信。现已 93 岁。再如曾担任水利部副部长的张含英，他是我国久负盛名的水利专家。他每天坚持学习、锻炼，生活规律有序，饮食很有节制。现已 100 岁。

他们有个共同的养生经验就是饮食节制，起居有常。顺应"生物钟"，顺应自然变化的规律。

心脑血管疾病患者早春锻炼宜"5 缓"

古人提倡春日宜"夜卧早起，广步于庭，披发缓行"。一个"缓"字道出了老年人春季锻炼的基本原则。

（1）起床要缓

患有心血管疾病的老年人，由于心脑血管的代偿能力较差，并且凌晨到早 8 点以前又是心脏跳动最慢的时间段，因此起床时过快由卧位到坐位易发生体位性低血压，导致脑供血不足出现头晕甚至晕倒，所以早上起床应慢慢地坐起来，坐一会儿再穿鞋下床。

（2）晨练要缓

很多老人经常在清晨起床后不吃早饭就开始晨练，这是非常不科学的。初春的早晨较为寒冷，室内外温差较大，晨练时若准备活动不充分，易发生运动损伤，此外清晨人体血糖偏低，血液黏滞，加上气温低、血管收缩等因素，空腹锻炼就可能使人因低血糖和心脏疾病而猝死。所以，晨练最好推迟到上午锻炼较为科学。

（3）雾天要缓

春季温暖而湿润，各种病菌处于活跃的繁殖期，在雾天很容易弥漫于空气中，悬浮在粉尘颗粒中，在锻炼时肺活量加大，可能会吸入大量的有害物质和病原微生物，影响身体健康。此外在太阳还没有出来时，植物还没有进行光合作用，空气中二氧化碳浓度较高，因此，雾天锻炼时应该在太阳出来雾气消散之后再进行。

（4）运动要缓

老年人春季运动一定要注意循序渐进，舒适为宜，不能逞强。锻炼前应轻柔地活动躯体，放松肌肉，以提高运动的兴奋性，避免受伤。运动类型以有氧代谢运动为主，选择那些全身性的、有节奏的、容易放松、低强度的运动形式，并且运动时间不宜过长。

（5）运动后要缓

春季，老年人在刚刚运动结束后，身体发热发汗，若突然停止运动凉风吹来，可诱发感冒，所以在运动结束时应逐渐降低运动强度至安静状态，并注意保暖。回到家中，不可马上进食，因为运动时血液重新分布，胃肠的血液量减少，蠕动减慢，若在运动后进食可引发消化性不良等疾病。

运动项目及强度

在"5缓"的指导下，老年心脑血管疾病患者在具体进行体育锻炼时，应该选择什么项目？运动的最适宜频率、时间、强度又该如何确定呢？

（1）运动项目

运动项目主要以有氧运动为主，可供选择的项目有：气功、太极拳、医疗体操、步行、慢跑、有氧舞蹈、游泳、娱乐性球类、郊游、垂钓等。其中冠心病患者不宜进行长跑，以免发生意外，应选择太极拳、步行、垂钓等强度相对较低的项目。

（2）运动频率与时间

适宜的运动频率是每周 3～5 次，在开始锻炼时，运动频率限制在 3～4 次，然后再增加到每周 5 次。每天进行 20～30 分钟的运动，是改善心脑血管机能的适宜量。但在运动中若出现头晕、心悸等不良现象时，应立即停止。

（3）运动强度

老年人运动时应采取中低强度，若病情较重者，低强度的散步是最佳的选择。中低强度运动时，一般来讲呼吸频率不得超过 24 次/分钟，心率为 60%～70% 最大心率（220－年龄）或 50%～60% 最大吸氧量。举例来说，某患者年龄 60 岁，其最大心率预计值为 160 次/分，则其适宜的运动强度是心率保持在 96～112 次/分。对于老年高血压患者，运动时心率不应超过 120 次/分。

由于个体有较大的差异性，因此以上指标仅作为老年心脑血管患者进行锻炼时的参考值，在锻炼过程中，应根据自身的功能状况随时进行调节，以安全第一为原则。

夏日炎炎，心要悠闲

心血管病与生物钟节律息息相关。冬季、夏季都是心血管病的高发季节。冬天由于寒冷使血管收缩，血压升高，容易脑出血；夏季，尤其在气温、湿度都高的桑拿天，由于出汗多，血液浓缩，血黏度高，可造成脑血栓及心肌梗死增多。是什么原因造成的呢？

首先，天气炎热，机体为了散热，皮肤血管扩张，容易造成内脏缺血。同时，机体为了散热，也使心跳加快，血液循环加快，又增加了心脏的负担。

其次，夏季闷热很多人容易心理"中暑"。具体表现为：心情不好、烦闷、浑身难受，吃不下饭，睡不好觉。这种心理"中暑"，会导致交感神经兴奋，也会加重心脏负担。研究表明，人在心情不好，或与人着急生气时，体温会上升。情绪激动会使体温增高 $1\sim2℃$，从而加重心脏负担。

第三，由于炎热，很多人还会一下子吃很多的冷饮。体内食管与心脏位置相近，食道在心脏的后部，胃在心脏的底部。一下子进食大量的冷饮，等于让心脏处在一种冰冷的状况。血管收缩，很容易造成心肌缺血，从而引发心肌梗死。曾有一位 29 岁的青年人，一次下班后豪饮冰啤 1.5 升，仅半小时后就因心梗死亡。

第四，夏季洗澡温度适中，不能过热也不能过冷。42℃以上的热水有一种抗凝作用。洗澡时有可能引发脑出血。但是若用冰冷的水洗澡也不行，也容易使血管收缩，血压升高。所以不管洗头还是洗脚，温度都应该适中。

总之，在夏天，因为天热，会加快心率，心脏本身就应该多保护。若由于情绪、饮食、生活习惯等方面不注意，更加容易引发心血管疾病。

心脏病人在夏季应如何做好日常保健呢？

首先，心脏病人应按照生物钟的规律作息。违背了生物钟会伤害身体。古人说，夏三月应该晚卧早起。也就是说，晚点睡觉，早点起床。另外，中午午睡，才能保证下午有个好精神。研究表明，中午午睡的人比不午睡的人，心肌梗死、心脏病发病概率少 1/3。因为人从早上起床后，血压就逐步升高，睡午觉可以使血压降下来，有一个低谷。若不睡午觉，那么人体一整天都处在血压升高的状况，可一直持续到晚上睡前八九点钟。

其次，夏季要多喝水。中老年人本身血黏度比较高，在一天中，天亮时分人体血黏度最高，因为经过一晚上的睡眠，人体内的水分会减少约 600 毫升，天亮时候水分达到最低,因此夏天起床后的第一件事就是喝水,半夜醒来也可以喝点水。在空腹的时候喝水,5分钟后就被人体吸收了。另外,夏季还可以多补充一些防暑降温的水果,比如西瓜,水分也比较充足。

夏天要保持足够的水分,那如何才能检查自己是否缺水呢?有一个最简单的办法,就是看晨尿。若尿又少又黄,那就说明缺水。缺水对人体肾脏、心脏危害很大。人体的代谢产物都是肾脏排泄出去的,其中就需要用水来溶解。如果水分不够,肾脏就需要反复浓缩尿液,易导致肾脏负担过重。水分不足,人体血黏度增高,容易造成心肌缺血,伤害心脏。因此,除三餐外,每天喝1500毫升水,是对肾脏也是对心脏最好的保护。

最后,夏季还要多补充一些维生素、纤维素、矿物质,这些营养元素主要从日常食物中补充。我们提倡补充维生素,并不是说维生素越多越好,而要把握一个量的问题。对于老人、怀孕的妇女、术后病人,补充一些营养药片是可以的,关键在于你缺不缺,不必人人都补维生素。

不宜"秋冻"宜秋暖

"一场秋雨一场寒,三场秋雨要穿棉"。白露过后,昼夜温差开始加大,寒暖渐变,常常不易立即感觉和体验到,且秋季的寒暖又常反复,寒而复暖,暖后又寒,使人防不胜防。对健康人来说，这也并不意味着什么，但如果有心血管疾病的患者在这方面也粗心大意的话，就很容易引发原有的心血管系统疾病，如冠心病、高血压、心功能不全、心律失常、肺心病等。

寒冷对心脑血管病患者可谓是雪上加霜。另外，秋季正是承上启下的工作时间，心理压力大，精神高度紧张或过度焦虑、情绪波动大，往往会引起或者加重心血管疾病。

因此，心血管疾病患者在秋季首先要注意季节气候的变化，应有适宜的"温度缓冲"，切忌"秋冻"，出门时注意添加衣服。避免迎风急走，大风降温时，心脑血管疾病的发生率往往会大幅增加。及时了解天气情况，及时收听气象预报，以便随时增减衣物，应付自如，千万不要在这方面有任何的偷懒、侥幸，否则会因小失大。同时适量锻炼，避免久卧不动。

秋季预防学"三招"

第一招：科学合理的饮食＋保健

秋季是一个冷暖交替的季节，也是人们食量大增的时期。饮食要以清淡为主，多吃碱性食物，如蔬菜、水果和豆类，可促使体内疲劳时存积的代谢物排除，并且中和人体的酸碱平衡，减少心脑血管病的发生。

第二招：保持良好的心态

秋季的枝枯叶落，常会使人有凄凉之感，但秋季也是金风送爽、硕果累累之季。人们应该以哲人的眼光看待自然界的季节交替，可静思收获的喜悦，培养乐观的情绪。

第三招：坚持适当的运动

秋天是人体的精气处于收敛内养的阶段，所以运动也应顺应这一原则，运动量应由小到大，循序渐进。锻炼时觉得自己的身体有些发热，微微出汗，锻炼后感觉轻松舒适，这就是效果好的标准。

冬天警惕魔鬼时间段

要小心冬季清晨的急性心肌梗死的高发时段，从生活方式入手，做到三个"补"、三个"一"，平平安安地度过寒冷的冬天。

冬季清晨——心梗发病的"额外高峰"

急性心肌梗死是临床上最严重的心血管病之一，发病率、死亡率、致残率都很高，近年来不仅发病率继续增高，而且还呈现低龄化趋势，严重危害人们健康。在最近国家公布的各类医保都必须覆盖的 6 种最严重的疾病中，急性心肌梗死紧随肿瘤之后，名列第二。

仔细分析急性心肌梗死的发病规律可以看到两个显著特点：一是一年之中冬季多，二是一天之中早晨多。其实一百多年前，学者们已经观察到心肌梗死的季节性和时辰性规律了。上世纪 80 年代，世界卫生组织开展的全球性

"莫尼卡"研究，在北京 74 万自然人群的检测中也发现急性心肌梗死的发病与气温呈明显的逆相关，即气温越低，发病率越高。

是什么原因造成这种季节和时辰规律呢

简单地说，是"天人合一"在人体生理活动中的反应。天气寒冷，气温下降，使人体交感神经兴奋，小血管收缩，血压升高，心率加快；并使血液中纤维蛋白原增加，纤溶活性下降，血液处于高凝低溶状态；同时激活血小板，使血小板聚集性增高，血液黏度增加，易于形成动脉血栓。在清晨，由于生物钟效应，随着太阳升起，大脑思维开始活跃，交感神经张力增高，血中肾上腺素、儿茶酚胺，及皮质激素浓度升高，体内生理代谢增强，综合一系列变化，使心脑局部血管狭窄及缺血加重，并促使不稳定的粥样硬化斑块损伤或破裂，造成动脉血栓形成，使血管堵塞。

面对心梗：一两预防胜过一磅治疗

其中老年人因生理功能下降，代偿能力减退，加上原有病变，使冷天及清晨的不利影响如雪上加霜，表现得更加明显。

那么，怎么预防呢？就整个人群心血管病、冠心病、急性心肌梗死等发病率不断上升而言，这个预防是一个庞大的系统工程，十分复杂。"冰冻三尺，非一日之寒"，必须从小抓起，从教育抓起，持之以恒，几十年才能见效。因为动脉粥样硬化是"起源于少年，根植于青年，发展在中年，发病在老年"的慢性病理过程，等到"瓜熟蒂落"时才抓，为时已晚。据国际经验，最重要的是控制以下9种危险因素：血脂异常、吸烟、糖尿病、高血压、腹型肥胖、缺乏运动、缺少蔬菜水果、紧张心理和酗酒。

但对于冬季清晨发病率猛增40％的"额外高峰"来说，则是完全可以有效预防的，可以用"一两预防胜过一磅治疗"的简单易行的方法来预防冬天早晨的发病高峰，收到"四两拨千斤"的效果。想想每一例的急性心肌梗死都使病人受罪，亲人流泪，甚至家庭破碎，还带上几万的花费，这样看来，"预防为主"是怎么强调都不会过分了。

预防"冬季高峰"，关键是三个"补"

一是补营养。中医自古以来就强调"冬补"，就是未雨绸缪。营养好，体质好，就不怕冷。补法中以炖补为佳，不用煎、炒、烹炸，用的油盐少，炖补时间长，有利于营养消化吸收，而且炖补可以加入适当药材，以增强疗效，在精心配制中使"食疗、药疗、心疗"和"营养、美味、文化"有机融合成有中国特色的补品。其中萝卜羊肉汤就是冬补绝配，羊肉脂肪少，蛋白质比例比猪、牛、鸡、兔高，有最佳的"蛋白质热动力效应"，吃后周身暖和，身体不怕冷。

二是补热量。这是指做好头、手、足保暖，防止热量散发。冬天在室外，身体热量有40％是由头部散发，老人外出，要准备好帽子、围巾、口罩，最好穿两双袜子，因为寒由脚下生。足部受寒会立即反射到咽喉部及内脏小血管收缩，使抵抗力下降。动物实验鸡的研究表明：鸡的体温高，不易患感冒，但把鸡的双足泡在冰水中10分钟，鸡很快染上感冒。冬天常用热水泡手泡脚，可扩张咽喉及内脏血管，改善微循环，提高抵抗力。另外，冷天外出回来后，还应该喝杯热的姜糖水，帮助祛寒。

三是补水分。充足的水分可防止血液浓缩和黏稠，改善外周循环，对预防心脑血管疾病很关键。研究表明：充足的水分能防高寒地带手足冻伤，防夏天的高温中暑，能预防多种疾病。一天喝8杯左右的水，保持尿量约1500毫升/日，尿色淡黄。简单的方法是看晨尿，深黄色则表示缺水。

预防"清晨高峰"，关键是三个"一"

一是醒来一杯水。经过一夜睡眠，通过呼吸、不显性出汗、排尿等会失去约500毫升水，清晨醒来，血液处于浓缩状态，应立即补水。

二是晨起一次药。人清醒后，交感神经会很快兴奋起来，要及时服当天的第一次药，以阻断交感神经兴奋。空腹服药，15分钟内就会起作用。

　　三是记住一句话。记住什么话呢？就是"老人要过慢生活"。起居、饮食、活动、上下楼、做事……一切都要慢一些，千万别着急。起床要"三个半分钟"，白天要"三个半小时"。"三个半分钟"是指：醒来后不要马上起床，而是要在床上躺半分钟；然后慢慢起来坐半分钟；再将两条腿下垂在床沿边等半分钟，然后再站起来走动。"三个半小时"是指：每天早上起来活动半小时，中午睡上半小时，晚上步行半小时。

　　金庸先生特别提倡慢生活，说他自己"性子很缓慢，不着急，做什么都是徐徐缓缓，最后也都做好了"，结果是著作等身。一位国外政要，一次听汇报，勃然大怒，15分钟后胸痛倒地，5个小时后死于急性心肌梗死。

　　总之，只要未雨绸缪，居安思危，播种健康，珍爱生命，就可以大大减少冬晨"魔鬼时段"的危害，做到生活方式文明，生命之树常青。

中医养心"四方"

　　中医认为心主要有两项功能，一是"心主血脉"，指心脏具有推动血液在经脉内运行，使血液运行到全身以滋养五脏六腑的功能，与西医学对心脏的认识基本相同。二是"心主神志"，指心与精神意识、思维活动有密切关系，心主神志的功能正常，则精神饱满，精力充沛，神志清晰，思维敏捷。反之，如果心主神志的功能失常，轻则出现失眠多梦，神志不宁，反应迟钝，健忘等症状，重则出现精神失常，神昏谵语，甚则昏迷，不省人事。

中医还认为"心开窍于舌""舌为心之苗"，也就是说心与舌的关系密切，心脏的情况可以从舌的色泽及形态表现出来。如心的功能正常，则舌红润柔软，运动灵活，味觉灵敏，语言流利；如心脏气血不足，则舌质淡白，舌体胖嫩；心有瘀血，则舌质暗紫色，重者有瘀斑；心火上炎，则舌尖红或生疮。心脏的养生保健方法要以保证心脏的主血脉和主神志的功能正常运行为主要原则。

养心的生活处方

心脏有推动血液循环全身和主管人的精神意识思维活动的作用，所以，日常生活中情志的调节和安静的环境对心脏的养生保健均比较重要。

（1）情志养心

中医认为"心在志为喜"，指心的生理功能与七情中的"喜"关系密切。喜即是高兴愉快的情绪，对机体的精神状态是一种良好的刺激，有益于心脏，也有益于人体身心健康。现代医学研究也证明，性格开朗，精神愉快，对人生充满乐观情绪的人多能健康长寿，其心血管病的发病率也明显降低；而情绪急躁，精神抑郁，对人生充满悲观情绪的人则体弱多病，其心血管病（如冠心病、心肌梗死等）的发病率也明显升高。善于调整自己的情绪，使自己总是保持乐观愉快的好心情是养心保健的最好方法。

（2）环境养心

生活和工作环境的安静与否与心脏的养生保健关系密切。噪声对听觉系统和心血管系统的影响最为明显，如果突然听到强烈的声音，心跳就会加快，跳的力量也会加强，自觉心慌心跳。长期的噪声刺激不但会造成听觉系统的损伤，更严重的是造成心血管系统的损害。如果长期生活或工作在噪声环境中，其心血管病和高血压病的发病率明显升高，还会出现情绪激动、急躁的情况，所以生活和工作环境应选择在安静的地方。如果所处的环境噪声较大（超过 60 分贝）应积极地采取一些必要的措施，以降低噪声的强度。平时也可以多到空旷安静的地方去活动或锻炼，避免噪声的干扰。

（3）顺时养心

中医认为"心与夏气相通应"，心的阳气在夏季最为旺盛，所以夏季更要注意心脏的养生保健。日常生活中要戒烟酒，不饮浓茶，保证睡眠充足，不要过劳或过逸，根据自己机体的状况选用合适的运动来锻炼身体，则对心脏的养生保健有益。

养心的饮食处方

合理的饮食结构不但能够预防冠心病、心绞痛和心肌梗死等疾病的发生，还能预防肥胖和高脂血症。

心脏饮食养生保健的基本原则就是以清淡饮食为主，尽量减少脂肪的摄入量（特别是动物性脂肪）。平时应戒烟酒，忌食膏粱厚味或暴饮暴食。以下几种夏令茶饮和粥食适合养心，不妨一试。

（1）山楂茶

山楂 15 克，用开水浸泡 20 分钟，加适量白糖调味。有降脂强心、消食开胃的作用，适用于高血压、高血脂、冠心病及食欲不振者。

（2）柏子仁茶

柏子仁 10 克，炒香捣碎，用开水浸泡 5 分钟，加适量白糖调味。有养心安神，润肠通便的作用，适用于中老年人心气不足、心悸失眠，大便秘结等。

（3）菊楂决明茶

菊花 5 克，山楂 10 克，决明子 10 克，用开水浸泡 20 分钟，加适量白糖调味。有降血压、降血脂，强心明目的作用，适用于高血压、高血脂及冠心病患者。

（4）龙眼肉粥

龙眼肉 15 克，大枣 7 枚，粳米 100 克，同煮成粥。有养心安神，健脾补血的作用，适用于心血不足所致的心悸心慌，失眠健忘，贫血等。

（5）麦粥

浮小麦 30 克，粳米 100 克，大枣 10 枚，同煮成粥。有养心神，补脾胃，止虚汗等作用，适用于心气不足所致的心悸不安、失眠等。

（6）桂圆莲子粥

桂圆肉 15 克，莲子 15 克，大枣 10 枚，粳米 100 克，同煮成粥，加适量白糖。有益心宁神，养心健脾的作用，适用于心血不足，脾气虚弱所致的心悸怔忡、失眠健忘、大便溏泄等。

（7）枣仁粥

酸枣仁（打碎）10 克，粳米 100 克，同煮成粥。有养阴宁心，补肝安神的作用，适用于心肝血虚所致的心烦失眠，心悸怔忡，体虚自汗等。

（8）蜂王浆

鲜王浆 200 毫克，用温水冲服，或加适量蜂蜜调味。有养心健脾，滋补强壮的作用，适用于心脾虚损所致的心慌气短，神疲乏力，失眠健忘，躯体衰弱等。

养心的运动处方

适量的运动可促进心血管系统的健康，增强心脏的功能。针对心脏的特点，我们可以采用以下方法调理心脏功能。

（1）静神调息法

端坐位，挺胸收腹，下颌内收，将右手放于左胸的心前区，闭合双目，使精神进入宁静状态。慢慢地调节呼吸，使呼吸速度缓慢而深沉，然后右手根据呼吸的速度顺时针地轻摩心脏，一呼一吸为一息，一息按摩一圈，按摩36圈。有运行气血，营养心脏的作用。

（2）护心保健操

按内关穴：端坐位，将右手按于左手臂内关穴（前臂内侧，腕横纹上2寸，两筋间），用力按揉30次；然后用左手按揉右内关穴30次。

按郄门穴：将右手按于左手臂郄门穴（前臂内侧，腕横纹上5寸，两筋间），用力按揉30次；然后用左手按揉右郄门穴30次。

养心的中药处方

养心方面的中药和中成药种类繁多，下面我们分不同的情况给您提供一些小验方，您可以在药师的指导下自行服用。

（1）独参茶

人参1～23克，切薄片用开水浸泡半小时，代茶饮。有补虚益气，强心健脾的作用，适用于体质虚弱，心慌气短，失眠健忘等。

（2）三七饮

三七粉1克，温开水冲服。有益气补血，散瘀通脉，强心定痛的作用，适用于气虚血瘀所致的冠心病心绞痛、神疲乏力、心悸气短等。

（3）西洋参茶

西洋参片 1～73 克，用开水浸泡半小时，代茶饮。有益气滋阴，清心安神的作用，适用于心阴不足所致的阴虚有热、心悸气短、心烦口渴等。

（4）参芎饮

人参 6 克，川芎 10 克，水煎服。有益气活血、通脉强心的作用，适用于气虚血瘀所致的心悸怔忡、心慌气短、心痛等。

（5）养心汤

人参 10 克，五味子 6 克，酸枣仁 6 克，水煎服。有益气养心、安神定志的作用，适用于心气虚损所致的心悸怔忡、气短乏力、失眠多梦等。

（6）养血补心汤

当归 12 克，白芍 10 克，川芎 6 克，柏子仁 10 克，酸枣仁 10 克，水煎服。有养血敛阴，补心安神的作用，适用于心血不足所致的心悸怔忡、失眠多梦、易惊健忘等。

常用中成药

（1）人参归脾丸

由人参、当归、白术、黄芪等组成。有补益气血、健脾养心的作用，适用于心脾两虚所致的心悸健忘、失眠多梦、体倦乏力等。

（2）人参补心丸

由人参、丹参、当归、远志等组成。有益气养心、补血安神的作用，适用于心血不足所致的心悸怔忡、心烦不安、失眠多梦、健忘等。

（3）人参养荣丸

由人参、白术、当归、熟地等组成。有益气养血、强心安神的作用，适用于心脾不足、气血两亏所致的心虚惊悸怔忡、失眠健忘、神疲乏力、食少便溏等。

（4）天王补心丹

由人参、丹参、麦冬、酸枣仁等组成。有滋阴养血、补心安神的作用，适用于心阴不足、心血亏损所致的虚烦少眠、梦遗健忘、心悸怔忡等。

（5）黄芪生脉饮

由黄芪、人参、麦冬、五味子等组成。有益气养阴、强心补肺的作用，适用于心肺两虚、气阴不足所致的心慌气短、神疲乏力、脉细弱无力等。

（6）补心气口服液

由薤白、人参等组成。有补益心气、理气止痛的作用，适用于心气虚损所致的心悸气短、头晕乏力等冠心病患者。

（7）复方丹参片

由丹参、三七、冰片等组成，具有活血化瘀，理气止痛的作用。适用于气滞血瘀所致的胸痹，症见胸闷、心前区刺痛；冠心病心绞痛见上述症候者，因其安全、疗效稳定并且价格便宜，更适合家庭长期防治及病情稳定控制用药。

8. 脑心清片

为柿叶中提取的有效成分，可有效增加冠脉和脑部血流量，改善心脑组织的供血供氧状态，增加红细胞电泳率。用于动脉硬化引起的冠心病心绞痛、脑动脉硬化、缺血性脑血管病等。

9. 绞股蓝总甙片

益气健脾、祛痰降脂。主要用于高脂血症。白云山绞股蓝总甙片采用薄膜包衣技术，更易吸收。全国 30 家大型医院多中心临床试验证明可双向调节血压、降低肝脏脂质过氧化物（LP_o）以及血清总胆固醇、甘油三酯过高水平。

第八章

病人也要心中有数

　　做个聪明就医者，一要看流程，二要会沟通。倾听、讲述加信任，大小医院分辨清。个人病历保管好，看病省时又省钱。

做个聪明的就医者

心血管疾病的表现多种多样，很多患者到了医院不知道去什么科室诊治，在与医生沟通的过程中往往也抓不住重点，不知道医生的嘱咐中哪些是必须执行的。无论是患者还是医生，都应该在相互信任的基础上，充分沟通，以解决患者心血管疾病的问题。如何做一个聪明的病人呢？

出现哪些症状需要去看心脏科

心血管疾病目前最多的是冠心病，其症状主要是胸闷、胸痛。大家都知道心绞痛这个词，从症状上心绞痛应归为冠心病、心梗疾病。比较常见的病症是高血压，高血压也算是心血管病的一种。还有心律失常，也就是患者经常说的心律不齐，比如早搏、房颤、心跳慢、心慌等，归结为心律失常。第四类是心衰，即心脏功能衰竭，它是心血管疾病中末期的表现，可能跟长期高血压及长期严重的缺血性冠心病有关。

那么，出现哪些症状的时候，需要去看心血管方面的专家呢？

您一旦觉得心慌、胸闷、气短，首先应该想到的就是心脏的问题，大家都知道心脏就像汽车的发动机一样重要，一旦出了问题，会非常危险，所以大家一定要重视。非常明确的跟运动相关的胸闷、胸痛，停止活动后就能缓解，一般在十分钟或者一刻钟之内或者含硝酸甘油后很快就会缓解，这种情况是比较典型的心绞痛，是心肌缺血的表现，要到专科医院做适当的检查，不能说这个痛劲过去了，就不管了。这样做往往会让这种情况越来越重。由于此时心脏血管已经出现中到重度的狭窄，当你运动的时候，血液供应不足，就出现缺氧症状，胸口疼痛，就会憋气，而当你停止活动的时候，身体不需要那么多氧了，症状就显露不出那么重，所以就缓解了。心脏病的疼痛跟胃疼和牙疼的持续性疼痛不一样，只要一停止活动就会缓解，像这种情况要特别注意。或者当胸痛发作时有晕厥症状，特别明显地干扰到你的生活质量和你的状态了，都要积极到医院排查，明确诊断是非常必要的。

同时，出现胸闷症状也不要过于紧张，不要吓唬自己，有很多中、青年人出现胸痛、胸闷症状，其原因是心脏植物神经功能紊乱，是由自身的工作、生活方式、各方面压力非常大引起的，是自身的神经调节出了问题，跟心脏本身的疾病没有关系。这种情况当然也需要到医院去，让医生帮你检查一下，但是要弄清楚，因为很多人都以为自己是冠心病，会造成非常大的心理负担，影响到正常的生活和工作。

心脏病的看病流程

我们了解了心脏病包括哪些方面，还要了解去医院看病是什么样的过程，或者医院具体的一套流程是什么样的。这样，我们走进医院就不会一头雾水了。

首先我们应该对医院的工作流程大概有所了解。医院里的就医流程不像进超市买，大家不用教，就知道去了该怎么买。很多患者来到医院后，第一个感觉就是这里像迷宫一样，就医的标识不清楚，甚至会让大家更困惑，做完了这步不知道下步干什么。现在有些医院稍微好一些，增加了导医员，现场解答你的问题。

到医院看病之前，可以上网查一查医院的相关资料，同时要多注意搜索一些相关疾病的信息，比如说安贞医院可能是心血管专业很好的，积水潭医院骨科很好，你要有这些信息。另外通过网络要了解一下相应的基本状况，这是对于相对聪明的患者来说。

同时，我们不要对医院寄太大的希望，有些患者以为到医院看一下大夫，就什么问题都解决了，这是不现实的。

我们在就诊时还需要有一些耐心。有的患者到医院来看病，十点钟来就诊，十一点钟就走了，什么检查都没有办法帮他做，这样医生就很难给患者做出相对准确的判断。因为医生需要有一个和患者沟通的过程，了解你以往的病史，并做一些相关的检查，这些都是需要时间的，而不是医生有意在拖时间，患者应积极配合，耐心等待。

还有的患者到医院以后，挂了专家门诊，可又对专家的诊断结果不满意。他们认为既然是专家，就应该把自己的病情一次诊断出来，所以感觉很失望。事实上，这种情况是很正常的。任何医生都要先进行细致的检查，之后才能做出诊断，甚至通常要两三次的观察诊治才能下结论。这也许和患者心里的要求有一个延迟的时间，作为患者一定要理解，所谓"病来如山倒，病去如抽丝"，治病不能太着急了。

另外需要提醒患者的是，如果你在不同的医院看过病，希望你对自己的疾病给予足够的关注，把你的治疗、检查资料一并整理好。这样在就诊时带给专家，就会给他很多提示。有经验的专家，并不会依据你那些资料就确诊你怎么样了，但是他会减去很多不必要的检查，省得你这家医院做完了，跑到那家医院还要重新做一遍，同样级别的医院没有必要再花这个钱，既省人力、物力还省财力。

患者应该如何描述自己病情

在患者看病就诊的时候，一般大夫都会询问以前的情况，那么，患者在描述自己病情的时候，应该怎样表达呢？怎么来表达，这里对患者的要求不能太多。因为患者不懂医疗，这个时候应该由医生来引导，医生要倾听，但是这种倾听也不是闲聊天，而是要有引导性地倾听，要提问，根据医生掌握的情况，向患者提问。

患者怎么办呢？患者也要听医生的提问，千万不要自说自话。医生怎么提问，怎么提示或者怎么来沟通，患者要积极配合。如果患者根本不听医生的话，一直在说自己的事情，这就麻烦了，因为这根本就没有沟通。所以医生与患者应该互相倾听，更多的责任在医生，因为医生是专业人员，要给患者足够的引导；反过来患者一定要注意倾听医生在说什么，他问的是什么。我们发现在医院门诊，有50%以上的患者在就诊中都会出现答非所问的现象，这是双方都有责任的。

其实，不光是患者要知道怎么来看病，医生也要站在患者的角度，了解这个人在看病当中存在哪些问题，并想办法去帮助解决。如果这些问题双方都忽略掉的话，最后的结果则是，患者花了很多的时间和钱财，抱了很大的期望，最后的效果却不理想。

如何向医生提出自己的要求

有很多患者看完病以后，就会给医生提出要求，让医生开一些他所知道的药物。这样做往往会影响医生的治疗效果。在国外，患者通常不会向医生建议说我要开什么什么药，我要做什么什么检查，这是不合适的。

做不做这个检查，给不给这个药，这个权力不是说医生和患者签协议的，这个责任是医生来负的，他有他的职责和义务。这方面国内的医院可能存在很多问题，这也是一个沟通上的差异表现。

作为一个聪明的患者，你可以尝试性地跟医生沟通，比如你可以和医生交流，说有人建议我做这项检查，我不了解，我要不要做？你可以请医生来帮助你分析，并解答你的问题；而不要来了就说我要做什么检查，这样做是先入为主。医生会说，既然你都知道做什么检查，吃什么药了，还来找医生干什么？

如果你是以交流的态度来向医生请教，医生会结合你目前的状况给出建议来，比如说，你现在这个情况，我认为这个检查没有必要，您可以换成别的，等等。患者既然来请医生看病，首先就应该信任他，这种医患沟通要建立在相互信任的基础上才好。

同样，让医生按你的意愿开一个药单是容易的事情，但是，如果你请医生看病的目的就是为了开一个药单，那你可以找下面的普通大夫。你做出来的这个举动对于医患双方来说，显然不是一个良好的沟通。

看病如何能省时又省力

在医院就诊时，患者应注意哪些方面的细节，可以尽量节省些费用，这也是广大患者关心的话题。这个问题需要结合患者的具体情况来分别对待。如果患者从来没有看过心血管病，没有做过基本的体检，不能上来就做一个特异性的检查，肯定要先做一个普通检查，如果不这样做，诊断时就会漏掉一些问题，不管是哪个医生来诊治，都要做这些检查。如果心电图、超声等费用比较低的检查能够解决问题，这样花费大概是一二百元钱。

如果你不是第一次来看心血管病，并且这些检查都已经做过了，而医生怀疑你可能是冠心病了，就应该做进一步检查——冠脉造影，这一项费用大概是三四千元。如果你不想花这三四块钱，还想再做一遍超声、心电图，就没有什么意义了。在这种情况下，该做CT就做CT，该做核磁就做核磁。

还有一种情况，患者什么检查都没有做，但医生根据你的病症直接让你做冠脉造影。这种情况，就是已经明确你是心梗，或者有95％的可能有问题，如果说你还想先一项一项地去做检查，最后才去做冠脉造影，就没有意义了。就比如，我们可以直接坐车到天安门，却要绕着二环转一圈最后还是要去天安门，这属于浪费时间、浪费钱财。

挂专家号非常难该怎么办

挂专家号非常难，这个问题怎么解决呢？这首先是一个社会问题，我们还不能完全解决，我们能做的就是不要把所有的问题全部都转移到专家号上。比如，有的人感冒了或者只是感觉胸口有些不舒服，来到医院从早上4点钟开始排队，花几百块钱挂一个号，去找大专家。结果只是很简单的问题。这样做既浪费个人的财力和精力，同时也浪费国家的医疗资源。

从医生的角度来说，出现这样的病症其实可以先找一些区级医院的专科门诊，那里的主治医生的水平都是足够的，至少在诊治前期的病症排除阶段，是能够胜任的。

而且找专家诊治也要先做一些普通检查，这些检查专科医生都能帮你做。如果在中小医院确诊为心梗了，就要找专家帮助，对复杂的情况进行梳理，做出判断，那是可以直接来挂专家号的。

小贴士：建立自己的病历档案

定期到医院做一次全身性的体检，或针对自身情况选择性地做一些身体检查。但是如果时间较长，以往的各种检查报告很有可能就找不到了。在这里，告诉您一个简单而妥善的保存办法。

首先，准备一个大牛皮纸袋，上面注明您的姓名、年龄、病案号。如果您曾经住过医院，一定要记住您的病案号，这是您在医院的病历档案查询的凭证。

其次，牛皮纸口袋内放：您的挂号证，每次去门诊看病时用的看病手册及医保用的蓝本等医疗文件，有关的各项检查报告、化验结果等。因化验单比较小，而且数量多，为方便查找，建议您将每次看病后的各项化验结果依次粘贴在一张白纸上，贴时，每张化验单上方可留出1厘米左右的空白，用红笔写上有异常的项目和化验值，查找时就会一目了然！

这样，您在每次去医院看病时，只要带好这只牛皮纸袋，就能比较方便地就医而且节省时间了。

10 步看懂医生处方

按照卫生部统一要求，麻醉药品处方、急诊处方、儿科处方、普通处方的印刷用纸应分别为淡红色、淡黄色、淡绿色、白色，并在处方右上角以文字注明。自 2006 年 4 月起，精神药品也有了专用处方。面对这些花花绿绿的纸张，您是否能看懂其中一二呢？现在，我们就来帮您读懂它。

处方上端医生填写的是患者姓名、年龄（写实足年龄，婴幼儿写日、月龄；必要时，婴幼儿注明体重）、性别、处方日期（处方仅在开具当日有效，需延长有效期的，由开具处方的医师注明有效期限，但最长不得超过三天）、就诊诊室、住院科室、病情诊断、病案号等。

正文以 Rp 或 R（拉丁文 Recipe "请取" 的缩写）标示，分列药品名称、规格、数量、用法用量。医生每开列一种药品一般占用两行，药品名、剂量和数量为一行，用法为另一行。

西药、中成药、中药饮片是分别开具处方的，除中药饮片处方外，每张处方不能超过 5 种药品。药品名称要求用中文书写。开具处方后的空白处画一斜线，以表处方完毕。

中药饮片处方中，药物调剂、煎煮的特殊要求，注明在药名后上方，并加括号，如布包、先煎、后下、烊化等；对药物的产地、炮制有特殊要求的，医生会在药名之前列出。

药品剂量与数量一律用阿拉伯数字书写。

剂量使用公制单位：重量以克（g）、毫克（mg）、微克（ug）、纳克（ng）为单位，容量以升（l）、毫升（ml）为单位。片剂、丸剂、胶囊剂、冲剂分别以片、丸、粒、袋为单位；溶液剂以支、瓶为单位，且注明含量；饮片以剂或服为单位。

给药途径：

Po　　　　　口服

im　　　　　肌肉注射

iv　　　　　静脉注射

＊Po 在书写时可以省略。

用药时间：

qd　　　　　每日 1 次

bid　　　　　每日 2 次

tid　　　　　每日 3 次

qid   每日 4 次

qn   每晚睡前 1 次

qod   隔日 1 次

prn   必要时 1 次

q2h   每 2 小时 1 次

q6h   每 6 小时 1 次

药物排列一般依主药、辅药的次序排列。

处方下端是医生签的全名，加盖专用名章。

明明白白做检查

什么是心电图

心脏本身的生物电变化通过心脏周围的导电组织和体液，反映到身体表面上来，使身体各部位在每一心动周期中也都发生有规律的电变化活动。将测量电极放置在人体表面的一定部位记录出来的心脏电变化曲线，就是目前临床上常规记录的心电图。

正常心电图上的每个心动周期中出现的波形曲线改变是有规律的，这些波形分别称为 P 波、QRS 波、T 波，有时在 T 波后，还出现一个小的 U 波。此外，一个正常的心电图还包括 PR 间期（或 PQ 间期）、QT 间期、PR 段和 ST 段。P 波代表心房的除极波，QRS 波代表心室的除极波，T 波代表心室的复极波。PR 间期代表由窦房结产生的兴奋经由心房、房室交界和房室束到达心室，并引起心室开始兴奋所需的时间，QT 间期代表心脏的电收缩时间，ST 段代表心室各部分已全部进入去极化状态，心室各部分之间没有电位差存在，曲线又恢复到基线水平。当心脏因缺血受损或坏死时，心电活动的变化能正确及时地反映在心电图上，表现为各个波形的异常变化和进行性演变过程，为医生提供可靠诊断依据。

冠心病病人的心电图一般都有明显的改变：T 段平直延长或者抬高，ST 段抬高或者呈单向曲线，T 波改变，U 波倒置。

什么是动态心电图

动态心电图也叫做活动心电图，是可以连续 24 小时或者 72 小时记录心脏病患者日常生活以及各种活动的心电图记录，由于它是在 1957 年由一位叫做 Holter 的美国人发明的，因此又被称为 Holter 心电图。

Holter 心电图可以提高诊断冠心病的阳性率和精确性，特别对于心律失常的诊断价值更大，可以帮助判断 24 小时内心肌缺血发作的次数、持续时间，ST 段改变的类型和程度，与基本心律及活动的关系等。不仅能弥补心电图运动负荷试验的不足，还可以辅助观察药物的疗效、起搏器的功能等。

什么是超声心动图

超声波是一种振动频率很高的声波，一般在 2 万赫兹以上，人的耳朵是听不到的，但是通过超声波的探头，可以在人体内传播，遇到不同密度的组织反射回来的声波信息，经过仪器显示在屏幕上，由于超声波遇到的组织性质、器官大小、形态不同，反射波也就不同。利用超声波的这种特性，可以看到心脏与大血管的结构和形态以及搏动情况的图形，这就是超声心动图（UCG）。目前较常用的超声心动图检查方法有：M型超声、二维超声、脉冲多普勒超声及彩色多普勒超声。

超声心动主要用来观察心室壁的活动，测量左心室功能和冠状动脉病变功能以及进行心肌梗死的定位诊断。

高血压应做哪些常规检查

心电图、超声心动图及X线胸片：确定高血压病患者心脏功能状况，并判断是否有心脏肥大，是否存在心肌损伤或合并冠心病等。

眼底检查：了解小动脉病损情况，以便对高血压病患者分级。例如视网膜小动脉普遍或局部狭窄表示小动脉中度受损；视网膜出血或渗血，或发生视乳头水肿，表示血管损伤程度严重。总之，高血压性视网膜病变能反映高血压的严重程度及客观反映周身小血管病变的损伤程度，眼底检查对临床诊断、治疗及估计预后都有帮助。

尿常规检查：了解有无早期肾脏损害，高血压是否由肾脏疾患引起，以及是否伴有糖尿病等。若尿中有大量尿蛋白、红细胞、白细胞、管型，则应考虑慢性肾炎或肾盂肾炎所致的继发性高血压；若仅有少量尿蛋白、少量红细胞，提示可能是原发性高血压所致的肾损害；若发现尿糖，则需进一步查血糖，以判断是否患糖尿病。为了避免误差，留取尿液标本应使用清洁容器，取清晨第一次尿液并及时送检；女患者应避开月经期并留中段尿做尿液检查。

血液生化检查：包括尿素氮、肌队电解质、血脂、血糖、血尿酸、血黏度等，帮助明确高血压是否由肾脏疾病引起，判断高血压对肾脏的影响程度，是否存在某些危险因素及合并症，如高脂血症、糖尿病、高尿酸血症等。

其他：肾脏及肾上腺 B 超检查、心脏彩色多普勒

用电子血压计要计算好差值

在很多老人家里，都会有一个重要的"家庭医生"——血压计，它能帮助老人自测血压，免去了去医院排队、挂号、候诊的麻烦。尤其是电子血压计使用方便，已成为近年来儿女给父母献爱心的选择之一。

与水银柱血压计相比，电子血压计没那么多技术要求，也不用怕有水银漏出来，造成污染。所以，在家里使用得极广泛。但要注意的是，电子血压计包括 3 种类型，测量血压用的袖袋分别要放在肘部、腕部，及手指部，如没有血管病变，这 3 个部位的血压应该相等，但测量出的

血压值可能有所不同。所以使用时要注意标准值的区别。

即使是同一个部位，电子血压计和水银柱血压计测量的结果也有一定差别。从理论上说，水银柱血压计测量出的血压准确，而且，高血压的诊断标准也是依据水银柱血压计而定的。所以，使用电子血压计前，要先计算其与水银柱血压计之间的差值，以便在以后的使用中换算出真实的血压值。

一般来说，差值小于 10 毫米汞柱的没有大碍。例如，医生用水银柱血压计测量出来的血压为 120 毫米汞柱，而自己用电子血压计测量出来的血压为 100 毫米汞柱，就是说相差了 20 毫米汞柱。那么，自己测量出来的 60 毫米汞柱，实际应该是 80 毫米汞柱。

血压在一天中是有波动的，早晨、中午，吃药前、吃药后，活动前、活动后都会不同，所以测量时，间隔时间最好在 15 分钟之内。如果血压过高（超过 260 毫米汞柱），或者过低（低于 70 毫米汞柱），电子血压计测量就不太准确了，最好去医院复查。还有，使用电子血压计时，一定要按照说明书上建议的姿势进行测量，测血压前还要先休息 5～10 分钟，以获得最准确的数值。

冠心病患者要常查查血糖

冠心病和糖尿病这两类分属不同专科的疾病可能由共同的病因所引起，且两者的病理过程也相互影响。在临床中，冠心病患者合并的高血糖存在大量漏诊，专家建议，冠心病患者要经常查血糖。

2004 年公布的"欧洲心脏调查"是由欧洲 25 个国家、110 家医疗中心对 4961 例冠心病患者血糖状况进行的研究，发现急诊入院的冠心病患者中糖尿病和糖调节异常的患者高达 71％，即使在择期门诊的冠心病患者中，高血糖状态也达 66％。

反过来，糖尿病所致的冠心病比非糖尿病者高 3～4 倍，主要表现为心绞痛、心肌梗塞、心力衰竭和心律失常。

冠状动脉造影是诊断冠心病的金标准

有些冠心病患者之前并没有出现典型的胸骨后压榨疼痛感，心电图等检查也正常，容易被误诊或者忽视。而目前针对冠心病的常用检查如心电图、超声心动图、运动平板试验等都是间接地反映冠状动脉血管是否有病变，不能对病变情况提供确切的判断依据。因此，在心电图等常规方法无法获取精确信息的情况下，冠状动脉造影是理想的诊断措施，被称为冠心病诊断的"金标准"。

目前我国的冠心病患者已超过 2000 万人，但每年接受冠状动脉造影检查的却只有 7 万～8 万人。因为该检查有创口，且价格较昂贵，所以很多人不愿意接受检查，因而错过了最佳的诊断和治疗时机。一旦出现急性心肌梗死，常常情况危急，死亡率高。因此，冠状动脉造影检查该做则做，千万不要怕花钱，因为健康永远比金钱重要。

测定血液黏度有意义吗

血液在血管内流动时，其内部各种分子和颗粒之间以及血液与血管壁之间必然会产生内摩擦力，这种内摩擦力就是血液黏度产生的原因。一旦黏度升高，血液流动减慢，大量脂质、脱落的细胞等易沉积在血管内膜上，血中纤维蛋白、血小板等乘机在异物上聚集，使血管腔狭窄，甚至形成血栓，阻碍血液正常流动，使血液黏度进一步升高，形成恶性循环。

大量研究证明，许多危害人类健康的常见病、多发病，如冠心病、急性心肌梗塞、脑血栓、高血压病、闭塞性动脉硬化症、血栓闭塞性脉管炎、先天性心脏病、肺原性心脏病、充血性心力衰竭、高山病、糖尿病、高血脂症、恶性肿瘤、烧伤、休克及慢性肝肾疾病，均与血液黏度升高有关。

临床观察发现，许多常见症状，如头痛、头沉、头胀、眩晕、胸闷、麻木、刺痛、无力、视力阵发性模糊、复视、短暂失语、听力下降、耳鸣、记忆力减退、嗜睡、共济失调、腹胀、恶心呕吐及情绪低落或急躁不安等，也与血液黏度异常有关；而且这些症状不少是随着血液黏度升高而出现，随着血液黏度的降低而缓解。因此，血液黏度测定对上述症状的出现与消失有提示及判断作用。

血液黏度测定的另一个意义是对疾病的鉴别诊断有一定价值。有些学者在脑血管疾病的研究中发现，缺血性脑血管病患者的血液黏度明显升高，而出血性脑血管病患者的血液黏度，不升高或反而降低；急性心肌梗死患者的血液黏度，尤其是高切黏度显著升高，而重症心绞痛患者的血液黏度升高不明显，二者存在着一定差异。

治疗原则懂一点

冠心病治疗"四项基本原则"

得了冠心病后如何合理用药是广大病人和家属最关心的问题，当然，合理用药首先应在医生指导下使用。一般来讲，若能坚持按照下面 4 项基本用药原则执行，则可大大减少急性冠脉事件的发生，使不稳定心绞痛、急性心肌梗死、严重致命性心律失常如室性心动过速、心室颤动等发生率明显减少，从而达到减轻病情、改善症状和延长寿命的目的。由于这 4 项基本用药方法开头第一个英文字母分别为 A、B、C、D，为了便于记忆，我们就称它为 ABCD 方案吧。

A 原则，包括 3 个 A：①阿司匹林（Aspirin）。长期每天口服 50～100 毫克肠溶阿司匹林具有对抗和抑制血小板聚集的作用，可减少冠脉内血栓形成，使冠脉保持畅通。②抗心绞痛（Anti－Angina）。若冠心病人有心绞痛发作，应立即舌下含服硝酸甘油 1～2 片，不仅能止痛且能缓解病情。当然经上述处理后胸痛仍然不能缓解者应立即到医院诊治。③血管紧张素转换酶抑制剂（ACEI）。常用的如卡托普利、依那普利、雷米普利等，该类药不仅能够治疗高血压，且能改善心功能，减少心脏重塑，对心脏也有保护作用，至于用法和剂量应由医生根据病情决定。

B 原则，包括 2 个 B：①应用 β－肾上腺素能受体阻滞剂（Betablocker）。如美托洛尔、卡维地洛尔、阿替洛尔、比索洛尔等，目前认为只要没有禁忌症的冠心病人均应常规使用 β 阻滞剂，因为这类药不仅能降低血压，减轻心脏负担，且可治疗劳力性心绞痛，减少心律失常，预防再次心肌梗死和改善心功能等。②控制血压（Bloodpressure）。高血压是冠心病的重要危险因素，因此，冠心病人控制血压尤为重要。最好能把血压控制在 130/85 毫米汞柱以下，这样不仅可减少急性冠脉事件的发生，且可减少高血压本身的并发症，如中风，心脏肥大，心、肾功能不全和眼底病变等。

C 原则，包括 2 个 C：①降低胆固醇（Cholestero1）。众所周知，高胆固醇血症是冠心病最主要的危险因素。降胆固醇首先要管好嘴巴，少吃动物内脏、蛋黄、肥肉等富含胆固醇的食物，尽量把过高的胆固醇降下来；若经饮食控制后血清胆固醇仍不能降到正常水平，则必须服用调脂药。最常用的药物是他汀类调脂药，如辛伐他汀、普伐他汀、阿托伐他汀等，尽量把血清胆固醇降至 4.6 毫摩/升（180 毫克/分升）以下，该类药不仅能降低胆固醇，且能稳定动脉粥样斑块，减少急性冠脉事件的发生率。②戒烟（Cigarettes）。戒烟不仅能减少慢性支气管炎、肺气肿、肺心病和肺癌的发生率，且可减少烟对血管内皮的损伤，从而达到防治冠心病之目的。吸烟有百害而无一利，奉劝广大烟民好自为之。

D 原则，包括 2 个 D：①防治糖尿病（Diabetes）。糖尿病不仅使血糖升高，同时常伴有脂质代谢紊乱，是引起冠心病又一危险因素。通过控制饮食、应用降血糖药和调脂药，把血糖控制在 6 毫摩/升左右，血清胆固醇控制在 4.6 毫摩/升以下，则可大大减少冠心病的复发率。②控制饮食（Diet）。从某种意义上来讲，冠心病是吃出来的！因此，对冠心病患者要求除少吃富含胆固醇的食物外，主张吃饭八分饱，切忌暴饮暴食，这是最好的养生之道。

总之，冠心病人只要在医生指导下坚持 ABCD 四项基本用药原则和防治措施，那么冠心病是可以控制的。

3 类心绞痛用药 6 原则

心绞痛是因冠状动脉供血不足引起的心肌急剧的、暂时的缺血与缺氧的综合征，其典型临床表现为阵发性的胸骨后压榨性疼痛并向左上肢及肩背部、下颌放射。若心绞痛持续发作而得不到及时缓解，则可能发展为急性心肌梗死，故应采取有效的治疗措施及时缓解心绞痛。

1. 心绞痛可分 3 型

（1）劳力性心绞痛

其特点是由劳累、情绪波动或其他增加心肌耗氧量的因素所诱发，休息或舌下含服硝酸甘油可缓解。根据病程、发作频率及转归，此类心绞痛又可分为稳定型心绞痛、初发型心绞痛及恶化型心绞痛。

（2）自发性心绞痛

心绞痛发作与心肌耗氧量无明显关系，多发生于安静状态，发作时症状重、持续时间长且不易被硝酸甘油缓解，包括卧位型（休息或熟睡时发生）、变异型（为冠脉痉挛所诱发）、中间综合征和梗死后心绞痛。

（3）混合性心绞痛

其特点是在心肌需氧量增加或无明显增加时都可能发生。

心绞痛治疗的目的是使心绞痛发作停止，预防再次发作，因此，药物治疗很重要。抗心绞痛药主要有两种：硝酸甘油和亚硝酸异戊酯。硝酸甘油是一种古老而有效的药物，起效快，半衰期短，长期临床应用毒副作用较大。

2. 合理用药 6 则

（1）学会自我观察

用药前，患者应多加观察，用心记忆，以找到自己心绞痛的发作规律，如渐感胸闷、紧张和出现烧灼感等，这时可作预防性含服，不要等到典型的心绞痛症状出现，那时再想服用，恐怕"为时已晚"。预防性含服时可取硝酸甘油 1 片（每片 0.3 毫克或 0.5 毫克）放于舌下让其自然溶化，不要吞服，因吞服须经胃肠道吸收，再经肝门静脉才进入血液循环，故反而比含服起效慢。含服一般在 2～5 分钟内见效，若 5 分钟后仍不见效，可再加服 1 片。如果连续 3 次均不见缓解，可考虑是心肌梗死，应立即送医院诊治。

（2）服药姿势以坐位为佳

站位容易因低血压而致昏厥（突然倒地），躺着容易因回心血量增加而使心绞痛发作时间延长。如感到头晕或有晕倒的趋势，可做几次深呼吸，并把头俯向两膝之间，同时要保持镇静，经用药和休息后，可使心绞痛发作迅速缓解。若服后出现头痛、眩晕和心悸等症状，为药量过大而引起的，以后应适当减量。

（3）紧急用药和预防用药

如果心绞痛发作时来势凶猛，疼痛严重，可用门牙将药片咬碎，用舌尖舔咽，以加快药物的吸收，一般在 2 分钟内即可起效。如心绞痛多发生在排便、赶路和劳累，或情绪激动等时，应提前半小时用药，以及时预防发作。

（4）长效硝酸甘油片（每片 10 毫克）

作用缓慢而持久，服用 30～40 分钟后起效，可维持 4～6 小时，主要用于预防心绞痛发作。每次服 1～2 片，每日 3 次。

（5）亚硝酸异戊酯（每支 0.2 毫克）

为速效短效吸入剂，有强烈扩张冠状动脉的作用，只有当心绞痛严重发作，或硝酸甘油片无效时才使用。使用方法为：将手帕包住小药管，用力捻破，放于鼻孔处吸入，半分钟即起效，可维持 5～10 分钟。

（6）硝酸甘油长期使用会产生耐药性，影响急救效果

因硝酸甘油仅限于心绞痛发作时作急救用，故不宜连续大量使用。它不但扩张冠状动脉，而且扩张周围小动脉，包括视网膜微血管，增加眼内压，产生头痛、头胀，心跳加快，发生直立性低血压，出现头晕，甚至昏厥。遇到上述情况，千万不要惊慌失措，要尽快让病人平卧休息，即可逐渐恢复正常，必要时即送医院抢救。

小贴士：服用硝酸甘油 5 注意

（1）注意用药时间

如心绞痛发生在夜间，可将白天最后一次用药改在临睡前服用，或改用长效药剂或缓释剂，还要加强预防性用药。

（2）从小剂量开始

服用硝酸甘油应从小剂量（0.3毫克）开始含服，如不见效，可隔5分钟再含化1片，如仍无效，应怀疑是心肌梗死，应立即送往医院救治，不得迟疑。

（3）注意药片的保管

硝酸甘油片不太稳定，应保存在褐色小瓶内，并要避光、防潮、防热。注意药物有效期。由于受体温的影响，或密闭不佳时，药物容易分解失效，故应1～2月更换一次。

（4）应随身携带

心绞痛和冠心病为中老年人的常见病、多发病，发作时不分时间和地点，故应随身携带急救药物。如能预感将要发病，可提前服药，以应急用。现有一种专用盒，既密封、又小巧，便于随身携带。

（5）合理停药

当冠心病和心绞痛缓解时，若要停药或换药应做到合理停药，切忌突然停药，否则可引起"反跳"现象，诱发心肌缺血而致心绞痛、急性心肌梗死和猝死。合理停药应在半月至一月内渐渐减量，直至完全停药，而替换之药则应逐渐加量。

老人高血压的治疗原则

老年人高血压治疗主要在于预防心力衰竭与脑血管意

外的发生。老年人高血压的主要治疗目的是降低外周血管阻力，提高心脏排血量，保护肾功能，同时避免体位性低血压及药物性低血压等危险，重视生存质量，强调非药物治疗。老年人的肝脏和肾脏的功能较低，易造成药物的蓄积，同时对血容量的减少和交感神经的抑制敏感。压力反射敏感性降低等常易发生低血压反应，老年人心脏储备能力降低易发生心力衰竭，因此老年人使用抗高血压药物要从小剂量开始，逐渐增加用药量，使得血压的下降较为缓慢、稳步。在降压的过程中，要注意老年人高血压的心输出量降低、血管阻力异常的现象，减少各重要脏器由于血压的下降所导致的储备功能下降的现象，增加心脏、脑和肾脏的血流量，防止心肌缺血和脑梗死的发生。

世界卫生组织推荐利尿剂为老年人高血压的一线药物。长期使用利尿剂须注意低钾血症及室性心律异常的发生，有左心室肥厚者须预防心律失常的出现和猝死的发生。老年人不宜采用大剂量利尿剂、神经节阻滞剂、a－受体阻滞剂及册苯哒嗪等药物，以免发生体位性低血压，造成脑供血不足。

对于合并冠心病的老年人高血压可选用心脏选择性β－受体阻滞剂，因其能增加冠状动脉的血流量，降低外周阻力，降低心室壁张力。但长期使用会引起抑郁症及与利尿剂类似的副作用。合并有哮喘、慢性阻塞性肺病变、外周血管疾病、心动过缓、心室传导阻滞、心力衰竭、肝脏病变及患有急进型高血压的老年高血压患者也应慎用β-受体阻滞剂。

另外，钙离子拮抗剂和血管紧张素转换酶抑制剂也是推荐的一线药物。

有资料报道老年人高血压的抗高血压药物的疗效顺序为：钙离子拮抗剂＞血管紧张素转换酶抑制剂＞利尿剂＞β-受体阻滞剂。

活血化瘀是中医治疗心脑血管疾病的重要原则

"凡以疏通血脉，去瘀通滞而令血流畅通"为主要功能的药物皆称为活血化淤药。

首先，它能改善血流动力学。其对心、脑、肢体、肠系膜、肾等血管均有扩张作用。穿山甲、水蛭、益母草、桃仁对股动脉的扩张作用明显，对冠状动脉的扩张作用以红花、当归、赤药、丹参等最为突出，可见此类药对冠心病、心绞痛具有良好的疗效。

其次，它能改善血液流变学和抗血栓形成。丹参、红花等多种活血化瘀的药物，均可降低血小板表面活性，抑制血小板凝集，提高纤维蛋白溶解酶活性，从而改善血液的"浓、黏、凝、聚"的倾向。益母草、当归、三菱等能抗血栓形成、血栓闭塞性脉管炎及视网膜血管堵塞等疾病。

第三，它能改善微循环。冠心病、脉管炎、慢性肝炎、肝硬化等普遍存在微循环障碍，研究表明，丹参、红花、益母草等都具有改善微循环的作用。

安心应对手术

冠心病的外科治疗

狭窄或阻塞的血管可以用药物或者通过外科手术清除阻塞以及采用血管搭桥手术来治疗。冠状动脉搭桥术时，需要暂时使用人工心肺机，以允许心脏停搏，最新的球囊血管成形术是使用一种可充气扩张的导管，因而不需要人工心肺机。

球囊血管成形术

球囊血管成形术特别适用于只有一支动脉严重狭窄的病人，与外科搭桥手术相比，它也适用于老龄或伴有肺部疾患的病人。这种技术是使用一根导管、将球囊放置到梗阻的部位，使它充气，然后挤压，粉碎该部位的斑块，以产生宽敞的血管通道。这是一种简单的手术，术后病人只需要短暂的恢复就可以重新工作和正常生活。

首先，在病人的臂部和腿部做一个切口，通过此切口在肱动脉或股动脉内插入一根引导丝，在 X 线或者超声监视下，这根引导丝经过主动脉延伸到病人的冠状动脉阻塞处。

其次，将这根引导丝在阻塞的斑块间仔细操作，沿着引导丝将导管套入并一直推至其顶部的球囊，直达阻塞的部位。

然后，放置在体外的泵迫使空气或液体沿着导管进入球囊，充气至 8 个大气压，并将此压力维持 60 秒，然后放开，重复操作此过程多次。

最后，充气挤压动脉壁的斑块后，检查血压，以明确在梗塞部位的每侧血压是否相等，然后，撤出球囊导管。

激光导管

随着激光技术的发展，外科医生将一根导管插至阻塞部位，使用与导管相连的光纤导管安置激光发生器。小的球囊被充气已暂时切断血液供应，用激光束粉碎粥样斑块，然后通过真空装置抽吸出碎片。

冠状动脉造影

冠状动脉造影是一项显示动脉轮廓的技术，通过导管将不射线的造影剂注入冠状动脉，然后拍摄一系列 X 线照片，以记录造影剂的分布。这项技术经常用来检查冠状动脉，以验证球囊血管成形术是否成功。

球囊导管

球囊导管成形术中使用的球囊应细小，坚韧，可以灵活弯曲。在导入时，为了减少摩擦，球囊不充气。充气时，球囊必须承受很大的压力，而用液体取代空气作为球囊充填物，能对动脉壁产生更大的压力。

冠状动脉搭桥

搭桥手术是最常用的手术治疗，它用于治疗有严重的冠状动脉狭窄、阻塞以及难以控制的心绞痛的病人。此手术利用病人自己的一段或者多段动脉或者静脉血管，通常是用大隐静脉代替受阻的血管段。人工心肺机暂时代替心脏肺脏的功能，因此，在手术的关键时刻，外科医生能在不跳动的心脏上面进行手术。

首先，病人全身麻醉后，沿着胸骨向下做一正中切口，显露心，然后打开心包，另外在腿部做一个切口取出一段大隐静脉。

其次，病人的血液由人工心肺机传送、过滤和进行氧交换。钳夹阻断心与血液循环的联系，注入使心脏麻痹的溶液，以停止心的搏动。医生在病人的主动脉和阻塞动脉之间植入静脉，植入的静脉要超过梗死部位的距离。

最后，可以同时进行多个搭桥。手术后，移去手术钳，如果心脏不能自主搏动，再使用电刺激恢复搏动，然后移去人工心肺机。

附录　心脏骤停急救手册

心脏骤停是一种危急症状，必须争分夺秒进行抢救，要争取在 5 分钟内恢复心跳，否则较难复苏。如病人突然意识丧失和颈动脉搏动消失，即可作出诊断，立即抢救。

各种器质性心脏病、药物中毒与过敏、电解质紊乱、酸碱失衡、手术与麻醉意外，以及电击、溺水、窒息等都能导致心跳骤然停止，其中以冠心病最为多见。众所周知，有效的现场急救是许多突发心跳骤停者能否获得良好疗效与生活质量的重要因素。通常在无任何复苏措施的情况下超过 5 分钟，就必不可免地会出现脑组织死亡，导致复苏不成功或遗留后遗症，心肺复苏（CPR）的关键是要脑复苏，因而用心肺脑复苏的称谓更合适。《国际心肺复苏与心血管急救指南 2000》于 2000 年 2 月在美国定稿，2005 年 1 月作了修订，称为《国际心肺复苏与心血管急救指南 2005》，指南 2005 对有关现场急救作出了一定的修正。国内目前的心肺复苏，尤其是脑复苏成功率极低，与我国国民普及急救常识不好有关。在此，为大家介绍一下关于心肺脑复苏，尤其是现场急救的相关知识。

危急时刻该怎么办

如果发现无任何反应，应首先求救急救系统，即尽快启动急救系统。如果有 2 名急救者，一名立即实施心肺复苏，另一名快速求救。

在判定事发地点易于就地抢救后，急救人员在患者身旁快速判断有无损伤，是否有反应。

可采取轻拍或摇动患者，并大声呼叫："您怎么了?"

如果患者有头颈部创伤或怀疑有颈部损伤，只有在绝对必要时才能移动患者。对有脊髓损伤的患者不适当地搬动可能造成截瘫。

拨打急救电话

拨打急救电话 120，打电话的人要保持平静，不要慌张，准备回答下列问题：

第一，急救患者所处位置（街道或路名、办公室名称、房室号）；

第二，急救患者所在地电话号码；

第三，发生什么事件，心脏病发作或交通事故等；

第四，所需急救的人数；

第五，患者一般情况；

第六，已经给予患者何种急救措施；

并回答其他任何被询问的信息，确保急救人员无任何疑问。

最好在急诊医生对现场救治提出指导后，拨打电话者再挂断电话。

调正患者的体位

使患者仰卧在坚固的平（地）面上，如果患者面朝下时，应把患者整体翻转，即头、肩、躯干同时转动，避免躯干扭曲，头、颈部应与躯干始终保持在同一个轴面上。将上肢放置身体两侧。

开放气道，畅通呼吸

用 3～5 秒钟的时间，先将病者衣领口、领带、围巾等解开，戴上手套迅速清除病者口鼻内的污泥、土块、痰、呕吐物等异物，以利于呼吸道畅通，然后再将气道打开。

仰头抬颏法：为完成仰头动作，应把一只手放在患者前额，用手掌把额头用力向后推，使头部向后仰，另一只手的手指放在下颌骨处，向上抬颏，使牙关紧闭，下颏向上抬动。勿用力压迫下颌部软组织，否则有可能造成气道梗阻，避免用拇指抬下颌。开放气道后有助于患者自主呼吸，也便于 CPR 时口对口呼吸。如果患者假牙松动，应取下，以防脱落阻塞气道。

托颌法：把手放置在患者头部两侧，肘部支撑在患者躺的平面上，握紧下颌角，用力向上托下颌。如患者紧闭双唇，可用拇指把口唇分开。如果需要行口对口呼吸，则将下颌持续上托，用面颊贴紧患者的鼻孔。此法效果肯定，但费力，有一定技术难度。对于怀疑有头、颈部创伤患者，此法更安全，不会因颈部动作而加重颈部损伤。

如果发现气道有异物，该如何紧急处理

食物、异物卡喉常在进食或口含异物时嬉笑、打闹或啼哭而发生，尤其多见于儿童。由于食物或异物嵌顿于声门或落入气管，造成病人窒息或严重呼吸困难，表现为突然呛咳、不能发音、喘鸣、呼吸急促、皮肤紫绀，严重者可迅速出现意识丧失，甚至呼吸心跳停止。

一旦发生这种情况，千万不要叩击病人的背部，应在迅速与医院联系或将病人转送医院的同时，立即对其进行现场急救。这里介绍海姆立克（Heimlich）手法，简单易行，十分有效。美国海姆立克教授发明这种手法，曾挽救了数以万计喉气管异物病人的生命。方法如下（该方法适用于成人，对于儿童这里暂不作介绍）：

第一，抢救者站在病人背后，用两手臂环绕病人的腰部；

第二，一手握拳，将拳头的拇指一侧放在病人胸廓下

和脐上的腹部；

第三，用另一手抓住拳头，快速向上重击压迫病人的腹部；

第四，重复以上手法直到异物排出。

对于无意识的病人，可使病人仰平卧，抢救者面对病人，骑跨在病人的髋部，用你的一手置于另一手上，将下面手的掌根放在胸廓下脐上的腹部，用你的身体重量，快速冲击压迫病人的腹部，重复直至异物排出。

气道梗阻自救

如果有异物进入喉咙和气道，不要惊慌，这时你可以尽快采取如下办法，将异物排出。

可采用上述用于成人 4 个步骤的后三个步骤，或稍稍弯下腰去，靠在一固定的水平物体上（如桌子边缘、椅背、扶手栏杆等），以物体边缘压迫上腹部，快速向上冲击。重复之，直至异物排出。

若病人呼吸已经停止，或者呼吸浅而慢，应立即做人工呼吸。在等待 120 到来之前，尝试着做下去，这对争取患者的生命很重要。

检查呼吸

开放气道后，先将耳朵贴近患者的口鼻附近，感觉有无气息，再观察胸部有无起伏动作，最后仔细听有无气流呼出的声音。若无上述体征可确定无呼吸。判断及评价时间不得超过 10 秒。如无呼吸，立即给予人工呼吸。呼吸的方式如下所述。

口对口呼吸

人工呼吸时，要确保气道通畅，捏住患者的鼻孔，防止漏气，急救者用口唇把患者的口全罩住，呈密封状，缓慢吹气。

每次吹气应持续 2 秒以上，确保呼吸时胸廓起伏，如急救者只人工呼吸，那么，通气频率应为 10～12 次/分钟，吹气 700～1000 毫升/次；如人工呼吸和胸外按压配合进行，那么应该按压 30 次。

口对鼻呼吸

在患者不能经口呼吸时应采用口对鼻呼吸。如牙关紧闭不能开口、口唇创伤、口对口呼吸难以实施、救治溺水者等情形，最好均应用口对鼻呼吸方法，对溺水者只要患者头一露出水面即可行口对鼻呼吸。口对鼻呼吸时，将一只手置于患者前额后推，另一只手抬下颏，使口唇紧闭。用嘴封罩住患者鼻子，深吹气后口离开鼻子，让呼气自动排出。必要时，间断使患者口开放，或用拇指分开口唇，这对有部分鼻腔阻塞的患者呼气非常重要。

胸外按压是进行急救的最后的一个步骤，也是最重要的一步。那么，胸外按压该如何进行？怎样才能保证你的按压姿势是正确、有效的呢？

人工循环

检查循环体征：触摸颈动脉搏动，患者仰头后，急救人员一手按住前额，用另一手的食、中手指找到气管，两指下滑到气管与颈侧肌肉之间的沟内即可触及颈动脉。

确定患者无意识、无咳嗽、无运动、无脉搏，立即开始胸外心脏按压。

注意进行这个步骤的时间不要超过 10 秒，如果不能肯定是否有循环，则应立即开始胸外按压。

胸外心脏按压的部位

救护者一手的食指、中指置于近侧的病者一侧肋弓下缘；

食指、中指沿肋弓向上滑到双侧肋弓的汇合点，中指定位于下切际，食指紧贴中指；

救护者另一只手的手掌根部贴于第一只手的食指平放，使手掌根部的横轴与胸骨的长轴重合；

定位之手放在另一只手的手背上，两手掌根重叠，十指相扣，手心翘起，手指离开胸壁；

对非专业急救者也可将按压部位简化为两乳头连线胸部正中。

如何保证每次按压都是有效的

第一，肘关节伸直，上肢呈一直线，双肩正对双手，以保证每次按压的方向与胸骨垂直。

第二，对正常形体的患者，按压幅度为 4～5 厘米，为达到有效的按压，可根据体形大小增加或减少按压幅度。

第三，每次按压后放松，使胸骨恢复到按压前的位置，放松时双手不要离开胸壁，一方面使双手位置保持固定，另一方面，减少直接对胸骨本身的冲击力，以免发生骨折，按压频率为 100 次/分。

第四，按压与放松间隔比为 50%。

第五，在 30 次按压周期内，保持双手位置固定，不要改变手的位置，也不要将手从胸壁上移开，每次按压后，使胸廓重新恢复到原来的位置，按压/呼吸比为 30：2。

结语　健康没有捷径，只要多用一点心

在面临人生的选择时，我们总是希望能选一条最短的路，最快获得健康和幸福。一些女孩子，美丽、温柔，多才多艺，偏偏就是嫁人难，为什么？那些肯娶她的男人，她总是不满意——因为他们显然是一条太远的路，她说，要跟他们吃多少苦，才能享受到丰收的喜悦？

阿加莎·克里斯蒂，一个1890年的贵族女孩，爱上了一个没有多少钱的穷男人，嫁给了他，为他生了一个可爱的女儿。他们同甘共苦，曾经有过相当拮据的日子。后来，男人发迹了，他们买了大房子以及只有富人才拥有的轿车。然后，男人爱上另一个女人。阿加莎的小女儿对自己的母亲说："父亲喜欢我，他只是不喜欢你。"阿加莎伤透了心，但她承认女儿说得对。她等了一年，期待丈夫回心转意，当然，她的期待落空了。于是，她同意离婚。她说："再没有什么可以忧虑的，剩下就是为自己打算了。"她为自己打算得很好，不仅以写神秘谋杀案闻名于世，而且还嫁给了比自己小14岁的年轻考古学家——她在39岁那年遇见了25岁的他，人们劝她不要接受这个年轻人的爱情，她回答："为什么不呢？他热爱考古，所以我不用害怕变老——我年纪越大，他越爱我。"事实确实如此，她活到很老，受到女王接见，被封了爵号，再不必为金钱、名望、荣誉、地位、爱而发愁。看上去，她走了一条漫长的弯路——失败的第一次婚姻，写侦探小说，爱上比自己小很多的男人，无一不是在走弯路。但实际上，有的路看上去很短，实际上走起来很难；有的路看起来很难，实际上走下去却越走越宽。只要用心去体会、去经营，这一路走来，海阔天空就在前面。

"有病乱投医"，在急于求成的心理作用下买各种保健品，相信什么灵丹妙药，就像那些奉行"干得好不如嫁得好"的女孩子，急于享受一时，却走了让身体受罪的大弯路。等明白过来，为时晚矣。

而用心管理自己的身体，经营身与心的健康，就如同阿加莎·克里斯蒂用心经营自己的小说一样，初期也许你没看到效果，甚至步履维艰，但这条路正是越走越宽的大路。用一点心去学习科学的知识，用一点心去监测身体的变化，还要用一点心去管理各种健康的手段，有了这一点心，您一定能登上这一辆"心健康快车"，奔向幸福快乐的明天。